助産師・NICUナースのもやもや解消！

改訂2版

よくわかる 新生児の血液ガス

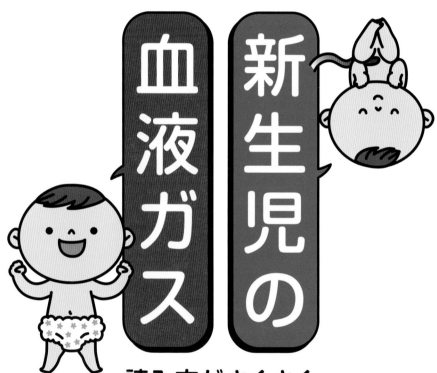

読み方がさくさく
身につくドリル付き

編著

自治医科大学附属さいたま医療センター
周産期科新生児部門 教授

細野茂春

MC メディカ出版

改訂2版 はじめに

　本書の初版は 2015 年 11 月に刊行されました。産科医療補償制度の原因分析や低体温療法導入の指標に臍帯動脈血液ガス分析の施行が推奨され、血液ガス分析に対する関心が高まってきた時期でもあり、幸いにも周産期医療に関わる医師・助産師・看護師など、多くの方に読んでいただける一冊となりました。また、産科医療補償制度の原因分析に関わっている弁護士の先生方の必須の書になっているともお伺いしました。一方、初めて周産期の現場で働く助産師・看護師の方々には少し理解しにくい部分があるとのお便りを編集部にいただきました。そこで、改訂2版では記述を整理し、初学者の助産師・看護師の皆さんがより理解できるよう心がけました。

　生後1時間を経過すれば、血液ガスの異常を来す疾患には違いがあっても、新生児から成人まで、基本的な血液ガスの評価法に差はありません。現在、血液ガス関連の書籍は多数存在しますが、臍帯血液ガス分析の評価法を記述した書籍は本書が唯一です。検査値を深く評価するためには、その検査値が生じる病態生理を理解する必要がありますので、初版に引き続き胎盤での血液循環をはじめ、血液ガス分析を理解するための最低限の呼吸・循環の生理学も盛り込んでいます。

　本書の特徴は、皆さんが遭遇することの多い周産期に特有かつ典型的な事例を、私自身が経験した症例の生データを用いて、演習ドリルという形で知識の確認ができるように構成したところです。ドリルの活用方法はさまざまです。ドリルを通読することによって、産科医療施設で遭遇する呼吸・循環に関わる疾患も合わせて理解することができます。新生児仮死の症例に遭遇したならば、蘇生の振り返りの中で臍帯血液ガス結果を確認するとともに、本書の仮死の事例のドリルを読んでみてください。

　本書は5名の先生に分担して執筆していただきました。いずれも臨床現場

で実際に研修医、専攻医、看護師、助産師、メディカルスタッフの皆さんに血液ガス分析について教育している方ですので、現場の声が反映された内容になっています。本書を読んでいただくことで血液ガス分析に対する苦手意識がなくなり、結果が正しく治療に反映され、産科医療施設から、また NICU に入院した場合でも児が健やかに退院していくことが、筆者らの喜びです。

2022 年 10 月

細野 茂春

　新生児は、胎盤を介した酸素・二酸化炭素の交換から、出生を契機とした肺呼吸へと劇的な変化にさらされます。出生後、呼吸障害を呈する頻度は他の時期と比較して高く、血液ガス分析は必須の検査であるとともに、結果を正しく解釈し、治療に反映させなければなりません。また産科医療補償制度の原因分析や低体温療法導入の指標に臍帯動脈血液ガス分析の施行が推奨され、血液ガス分析に対する関心が高まってきています。

　血液ガスの結果を若いスタッフに尋ねるとき、常日頃感じることは、臨床症状あるいは換気条件を意識せずに血液ガスデータの数字そのものが正常範囲であるとか高値・低値であるという議論で終わってしまい、病態の理解や治療に生かせていないということです。キーワードは代償機転です。代償機転が働いての正常値なのか、真の正常値なのか、また代償の初期なのか限界を超えているのかを意識して血液ガスを評価していくことができれば、血液ガス・酸塩基平衡について理解が深まるとともに、生体の生理機能の奥深さにあらためて感動すると思います。

　本書は、成書として初めて、臍帯動脈血液ガス分析についても詳しく解説しました。出生時の臍帯動脈血液ガス分析を理解するために、胎盤でのガス交換についてもふれています。生後の血液ガスを理解し治療に生かすためには、外（肺）呼吸および内（細胞）呼吸、腎臓、酸素・二酸化炭素、酸を運搬する赤血球を含む血液、さらに血液循環のため心臓が密に関連して平衡状態を保っていることを理解する必要があることがわかると思います。

　新生児医療では、他の領域と比較して、血液ガス分析が多く行われているにもかかわらず、新生児領域の血液ガスを題材として解説したテキストはありませんでした。

　本書では、一般的な解説編に加えて、新生児医療の日常診療でよく血液ガ

ス分析を行う場面をドリルという形で掲載しました。ドリルの前半では、臍帯動脈血の血液ガスと出生後の血液ガス分析結果を提示して、胎内での状態と出生後の病態でどのように血液ガス分析結果が変化するかがわかるようにしました。

　初学者は、血液ガスを理解するための基本的な知識を身に付けるために、第1章から順番に読むことをお勧めします。初学者に血液ガスについて教えなければならない方は、ドリルに挑戦してみてください。ドリルをひと通り読めば、日常で遭遇する周産期疾患と血液ガスのパターンが網羅できます。ドリルの解説で理解できなかったところがあれば、ぜひ本文を読んでみてください。

　本書は5名の先生に分担して執筆していただきました。いずれも臨床現場で実際に研修医、専攻医、看護師、助産師、コメディカルの皆さんに血液ガス分析について教育している方ですので、現場の声が反映された内容になっています。本書を読んでいただくことで血液ガス分析に対する苦手意識がなくなり、結果が正しく治療に反映され、NICUに入院した児が健やかに退院していくことが、筆者らの喜びです。

　2015年9月

　　　　　　　　　　　　　　　　　　　　　　　細野 茂春

改訂2版 よくわかる 新生児の 血液ガス

目次

第1章 もやもや解消！ 血液ガス・酸塩基平衡をおさらいしよう！

STEP 0 血液ガス分析の必要性を理解しよう！

STEP 1 血液ガスにまつわる基本的な用語をおさらいしよう！

STEP 2 ガス交換の仕組みをおさらいしよう！

STEP 3 胎児－胎盤系のガス交換の特殊性を理解しよう！

CONTENTS

第 2 章　読み方がさくさく身につく演習ドリル

● 執筆者一覧 ●

編集

自治医科大学附属さいたま医療センター周産期科新生児部門教授
細野茂春

執筆（50音順）

熊本大学医学部附属病院総合周産期母子医療センター講師
岩井正憲

埼玉医科大学病院新生児科教授、診療部長
國方徹也

自治医科大学附属さいたま医療センター周産期科新生児部門教授
細野茂春

香川大学医学部附属病院卒後臨床研修センター准教授
安田真之

富山大学附属病院周産母子センターセンター長、教授
吉田丈俊

熊本市民病院総合周産期母子医療センター新生児内科
吉松秀隆

第 1 章

もやもや解消！
血液ガス・酸塩基平衡を
おさらいしよう！

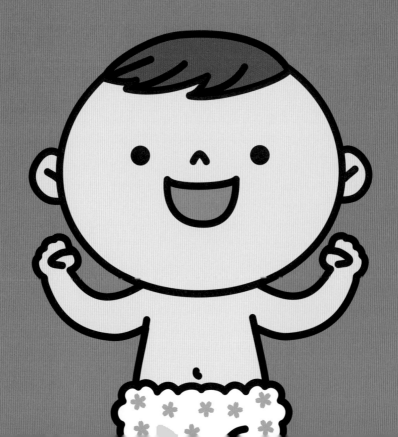

STEP 0 血液ガス分析の必要性を理解しよう！

はじめに

　血液ガス分析は、狭義には血液中に含まれるガスのうち、酸素分圧（PO_2）、二酸化炭素分圧（PCO_2）の分析を指しますが、一般的には pH、重炭酸イオン濃度（HCO_3^-）、酸素飽和度（SaO_2）、base excess（BE）が測定できます。動脈血液ガス分析では、**酸素化および換気の状態が評価**できます。すなわち呼吸障害の程度を判断できます。呼吸不全には、血液中の酸素レベルが低下する低酸素性呼吸障害と、血液中の二酸化炭素が上昇する高二酸化炭素性呼吸障害があります。これらの症状はすでに代償できない状態です。

　呼吸障害と診断した場合、またはその経過観察のためにパルスオキシメータを用いた経皮的動脈血酸素飽和度（SpO_2）の測定が汎用されています。パルスオキシメータは侵襲性が低く、連続的に SpO_2 と心拍の測定が可能です。一方、二酸化炭素は測定できません。

　自ら異常を言葉で訴えられない新生児の呼吸障害では、鼻翼呼吸、呻吟、陥没呼吸と多呼吸が主要な症状として見られます。これは生体で起こっている異常を是正するための症状です。すなわち、血液ガス分析結果を評価するには、その値が正常範囲であっても、血液ガス分析を行った際の新生児の呼吸状態や酸素投与を含めた補助換気の条件を含めて**総合的に判断する**必要があります。これらの呼吸症状は必ずしも肺の異常に限って生じるわけではありません。種々の原因による代謝性アシドーシスを代償するために呼吸障害の一つである多呼吸が生じるのです。

　一方、生涯 1 回しか評価できない分娩時の臍帯動脈血液ガス分析は、採血直前の**胎児環境を反映**していると考えられるため、胎児の代謝状態や酸素化に関する情報を得ることができます。このように血液ガス分析を行うことによって、呼吸障害の程度のみならず代謝の異常の程度や病態を知る手がかりになります。

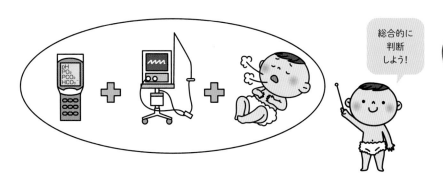

これらを踏まえて血液ガス分析を行う意義を考えてみましょう。

❶ 臍帯動脈血液ガス分析の必要性

　臍帯動脈血液ガス分析について考えてみましょう。周産期領域では、臍帯動脈血と出生後の児血を用いた血液ガス分析が行われています。臍帯動脈血液ガス分析を行うのは、**分娩時にアシドーシスがあったかどうかを客観的に評価で**きるからです。分娩管理が適切に行われていたかの判断材料の一つになります。臍帯動脈血液ガス分析で重度のアシドーシスが否定されれば、産科的管理の妥当性が証明できます。一方、重度のアシドーシスが見られた場合は低酸素・虚血が存在します。低酸素性虚血性脳症（hypoxic ischemic encephalopathy；HIE）の発症と神経学的後障害を予防あるいは軽減するために、脳蘇生に始まる**集学的な全身管理を行う必要性を判断する材料**になります。

　一般的に臍帯動脈血は出生後の静脈血と比べて高二酸化炭素血症の状態ですので、呼吸性アシドーシスの傾向にあります。低酸素・虚血が進行すると混合性アシドーシスを呈し、pH の低下を来します。出生後の pH の正常範囲は7.40±0.05 ですが、臍帯動脈血液ガス分析ではアシドーシスが問題となりますから、正常下限を pH 7.20 と考えてよいと思います。新生児では pH 7.10未満で呼吸・循環障害を来す可能性がありますので、注意深い経過観察が必要です。さらにアシドーシスが進み、pH 7.00 未満では死亡を含む神経学的後障害のリスクが高まりますので、新生児蘇生に反応して回復している場合でも、

NICU での管理や経過観察を行うことが理想です。

　新生児低体温療法の適応基準 A には、臍帯動脈血液ガス分析で pH 7 未満または、base deficit 16mmol/L 以上との記載があります[1]。また、「産婦人科診療ガイドライン 産科編 2020」の CQ801「出生直後の新生児呼吸循環管理・蘇生については？」の Answer 5 には、「可能な限り臍帯動脈血ガス分析を行い記録する（C）」と記載されています。解説文には「分娩直後の臍帯動脈血ガス分析結果は分娩前・分娩中における胎児の血液酸化状況を反映する。この評価は『分娩中胎児血酸素化が障害されていなかったことの証明』に極めて重要であることから、可能な限り採取のうえ評価、記録することが望ましい。臍帯の double clamp で採取することが望ましいが、臍帯動脈血採取が困難な場合には臍帯静脈血で準用する。なお本書では産科施設の実状を加味して推奨レベルは C としたが、次回以降に推奨レベル B に上げられる体制を期待する」と記されています[2]。2009 年 1 月に公益財団法人日本医療機能評価機構に創設された「産科医療保償制度」においても、原因分析の際に臍帯動脈血液ガス分析の実施の有無とその値が利用されています。

❷ 出生後の血液ガス分析の必要性

▌肺呼吸の評価

　新生児集中治療室（NICU）に入院したときには、ルチーン検査として血液ガス分析が行われています。酸素化の異常は鼻翼呼吸、呻吟、陥没呼吸および多呼吸と全身性チアノーゼの存在があれば明らかですが、チアノーゼは多血症のときには認識されやすい病態であるものの、貧血では認識しにくいという側面があります。一方、高二酸化炭素が単独に起こることは少なく、多くは低酸素血症に伴いますが、低酸素血症に必ずしも高二酸化炭素血症が伴うわけではありません。

　それでは呼吸管理の目標は何でしょうか？ 呼吸管理の目的には「酸素化の改善」と「高二酸化炭素血症の是正」があります。

酸素化の改善

　酸素化の指標として、SpO2 や動脈血酸素分圧（PaO2）が基準値を超えれば呼吸管理の目的が達成されていると考える医療者は少なくありません。このような考え方に陥ってしまうのは、酸素化の目的を意識せずに SpO2 や PaO2 を評価しているからにほかならないのです。

　では、酸素化の目的とは何でしょうか？ 各臓器、さらに細かく言えば、臓器を構成する細胞に、酸素とグルコースをはじめとする栄養素が十分供給されることによって、アデノシン三リン酸（ATP）として化学的エネルギーが合成され、老廃物を排出する代謝活動が行われます。ATP が利用され細胞呼吸が行われてはじめて、細胞は正常に機能することができます。

　正常な代謝機能が働かなくなると、どのようなことが起こるでしょうか？ 細胞に必要な酸素と栄養素が供給されていれば、グルコースはピルビン酸に分解され、そこから乳酸（ラクテート）などの物質に代謝されます。低酸素状態ではピルビン酸から乳酸以外に代謝する経路の働きが低下するため乳酸が上昇し、代謝性のアシドーシスを呈します。SpO2 や PaO2 は、肺自体の機能が悪くなければ人工呼吸により速やかにその数値は改善されますが、細胞での酸素化の改善がなされても乳酸値の改善はそれより遅れます。よって、細胞レベルでの酸素化の管理においては血液ガス分析が必要になります。

換気の改善

　高二酸化炭素血症は肺胞低換気のみではなく、代謝性アルカローシスの是正

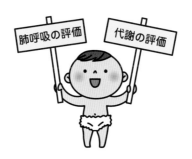

のために生じることがあります。したがって、呼吸管理は病態に合わせて適切に行う必要があります。二酸化炭素の値を正確に知るためには血液ガス分析が必要です。血液ガス分析結果の解釈では、採血時の呼吸状態を勘案して評価します。ここで「正確に」と記載したのは、近年 NICU でも利用されるようになったカプノメータによって測定される呼気終末二酸化炭素分圧（$ETCO_2$）は、解剖学的死腔の存在によって $PaCO_2$ より低い値を示すためです。

代謝の評価

　低酸素状態では臓器や細胞での代謝が正常に機能しませんが、十分な酸素の供給があっても代謝異常症では物質を代謝する酵素の異常によって異常な代謝産物が蓄積してアシドーシスを来すことがあります。これらの疾患では代謝性アシドーシスを補正するために呼吸性代償が働き、多呼吸を呈します。多呼吸は酸素化や代謝性アシドーシスの改善のために生じるので、パルスオキシメータだけでは代謝性アシドーシスが診断できません。スクリーニングとして、または治療の評価として血液ガス分析が必要です。

●引用・参考文献

1) 武内俊樹. "2015CoSTR に基づく適応". 2015 CoSTR に基づいた新生児低体温療法実践マニュアル. 岩田欧介編. 東京, 東京医学社, 2016, 22-6.
2) 日本産科婦人科学会／日本産婦人科医会. "CQ801 出生直後の新生児呼吸循環管理・蘇生については？". 産婦人科診療ガイドライン 産科編 2020. 東京, 日本産科婦人科学会, 2020, 351-6.

（細野茂春）

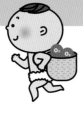
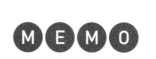 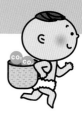

血液ガスにまつわる基本的な用語をおさらいしよう！

❶ 分圧、濃度、飽和度、それぞれ何がどう違う？

分圧と濃度

　私たちは地上、すなわち大気圏の底、空気の底で生きています。空気にも重さがあり、その重さの和が大気圧となって私たちの身体にかかっています。通常の大気圧は1気圧と呼ばれ、面積1cm²当たりの圧力は約1kgです。これは結構な圧力で、例えばあなたの手のひら（約150cm²）に横綱白鵬（約150kg）が乗っかっているようなものです。もちろん四方八方から圧はかかっており、身体も適応しているので、手がつぶれることはありません（本当に白鵬が乗ったらつぶれますが……）。

　ところで、空気は主に窒素、酸素、水蒸気、アルゴン、二酸化炭素の混合ガスです。ということは、大気圧はこれらの各ガスの重さ、すなわち圧力をすべて足した総和ということになります。このときの各ガスの圧力を、全体の圧力の部分、部分を分け合っているという意味から**分圧**と呼びます。ガス分圧を求める式は次のとおりです。

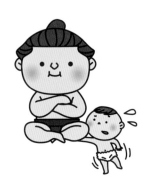

$$大気圧(mmHg) × ガス濃度(\%)$$
$$= ガス分圧(mmHg)$$

さて、私たちになじみのある分圧は、何といっても**酸素分圧**でしょう。では私たちが呼吸する空気中の酸素分圧はどのくらいでしょうか？ 酸素分圧を求めるには、空気中の酸素の濃度を知らなければなりません。**空気中の酸素濃度は20.9%**であり、正確に知っておくべき数字です。

ここから大気中の酸素分圧を求めます。1気圧は760mmHgなので、以下の式になります（p.24の「豆知識」参照）。

$$酸素分圧(mmHg)$$
$$= 760mmHg × 0.209 = 159mmHg$$

ただし、厳密に言えば、これは湿度が0%のときのものです。普通、大気中には水蒸気が含まれているので、大気圧の内訳には水蒸気圧も含まれています。気温や湿度などの環境条件により、大気中の水蒸気圧は変化します。

私たちが呼吸する上で、空気は気道を通る際に加温・加湿され、気道分岐部では37℃、湿度100%となります。その際の水蒸気圧は47mmHgです。呼吸における酸素分圧を求めてみます。**37℃での飽和水蒸気圧は47mmHg**で、水蒸気を除いた窒素、酸素などの割合は変化しないので、

$$酸素分圧(mmHg)$$
$$= (760mmHg − 47mmHg) × 0.209 = 149mmHg$$

となり、私たちが肺内に吸入している**酸素分圧は、およそ150mmHg**であることがわかります（**図1-1**）。

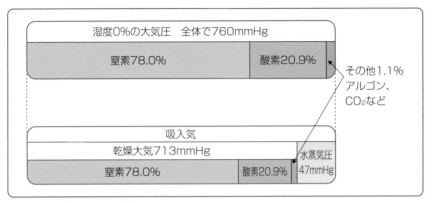

図 1-1 ● 吸入気の分圧と濃度

飽和度

　今までの説明の中で、飽和水蒸気圧という言葉が登場しました。また、臨床ではよく、酸素飽和度という言葉が使われます。**飽和度**とは何でしょうか？「飽和」とは、「最大限度まで満たされている状態、ある状態量を増加させる要因を増やしても、その状態量が一定限度に止まり、それ以上増えない状態」を言います。例えば、お風呂にお湯をためるとき、バスタブがいっぱいになれば、それ以上お湯を注いでもあふれるだけであり、この状態が「飽和」ということになります。普通の人であれば、バスタブいっぱいまでお湯はためず、8割くらいまでにするでしょう。この状態を飽和の程度として説明するときは、百分率を用いて飽和度80％と表します。

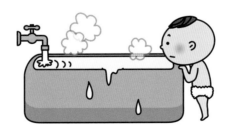

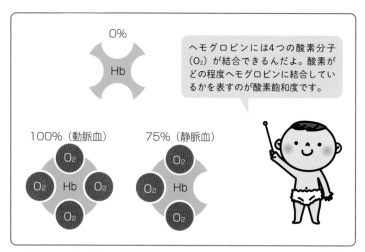

図 1-2 ●ヘモグロビンの酸素飽和度

　もっと私たちになじみのある飽和度は、何と言っても**酸素飽和度**でしょう。血液中の酸素は主にヘモグロビンに結合した形で溶け込んでおり（**結合酸素**）、ごく一部が血漿に溶け込んでいますが（**溶解酸素**）、ヘモグロビンにどの程度の酸素が結合しているかを表すのが酸素飽和度です。**ヘモグロビンには 4 つの酸素分子が結合できる**ので、1 つのヘモグロビンに酸素が 3 つ結合すれば酸素飽和度は 75％（静脈血）、4 つ結合すれば 100％（動脈血）です（**図 1-2**）。実際の血液中にはたくさんのヘモグロビンが存在します。酸素飽和度を求める式は、

> ## 酸素飽和度(%)
> ## ＝(酸素の数÷結合できる部分の数)×100

で表されます。例えば、10 個ヘモグロビンがあったとして、5 個のヘモグロビンに酸素が 4 分子（A）、残り 5 個のヘモグロビンに酸素が 3 分子（R）それぞれ結合しているとすると、酸素の数が 4 分子 ×5 個のヘモグロビンと、3 分子 ×5 個のヘモグロビンの和で、20 ＋ 15 ＝ 35 分子になります。ヘモグロビン 1 個に 4 分子の酸素が結合できるので、結合できる部分の数は 40 分子になります。すなわち、

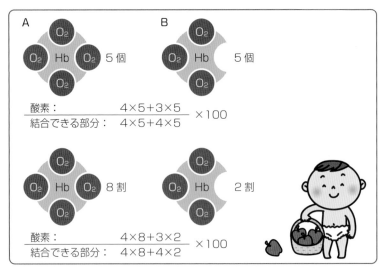

図 1-3●酸素飽和度の考え方

> 酸素飽和度（%）
> ＝（酸素の数÷結合できる部分の数）×100
> ＝（4×5＋3×5）÷（4×5＋4×5）×100
> ＝35÷40×100＝87.5%

となります。例えば8割のヘモグロビンに酸素が4分子、2割のヘモグロビンに酸素が3分子それぞれ結合しているとすると、酸素の数が4分子×8割のヘモグロビンと、3分子×2割のヘモグロビンの和で、3.2＋0.6＝3.8分子になります。ヘモグロビン1個に4分子の酸素が結合できるので、結合できる部分の数は40分子になります。すなわち、

> 酸素飽和度（%）
> ＝（酸素の数÷結合できる部分の数）×100
> ＝（4×0.8＋3×0.2）÷（4×0.8＋4×0.2）×100
> ＝3.8÷4.0×100＝95%

となります。あるいは、次のように考えることができます（**図1-3**）。

> 酸素飽和度（%）
> ＝（酸素の数÷結合できる部分の数）×100
> ＝（4×8＋3×2）÷（4×8＋4×2）×100
> ＝38÷40×100＝95%

おさらいとして、分圧、飽和度、濃度を**図1-4**に示します。

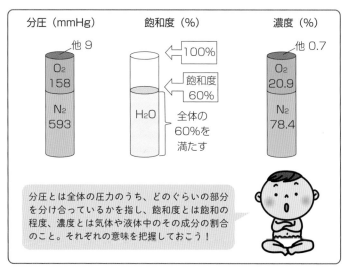

図1-4●分圧、飽和度、濃度のおさらい

大気圧のうち、酸素が占めるのは何%？体内に入るとどう変化する？

　高度 11,000m までは大気中に占める酸素の濃度は一定で、20.9%です。大気圧（760mmHg）のうち、酸素が占める圧力も 20.9%です。酸素分圧は気温と水蒸気圧によって影響を受けますが、私たちの体内に入ると気道で加温・加湿され、気管分岐部では気温 37℃、湿度 100%（飽和水蒸気圧 47mmHg）に至ります。そのときの酸素分圧は（760－47）×20.9÷100 で、約 150mmHg です。

　しかし肺胞に至ると、そこには二酸化炭素が存在します。呼吸に使われない窒素の分圧は変化せず、酸素の分圧だけが影響を受け、二酸化炭素分圧 40mmHg を差し引いた結果、肺胞の酸素分圧は 110mmHg になります。肺胞に至った酸素は肺毛細血管中の血液（酸素分圧 40mmHg）に拡散によって取り込まれ（**図 1-5**）、約 0.25 秒で平衡状態になります。これは酸素を取り込むのに十分な時間です。

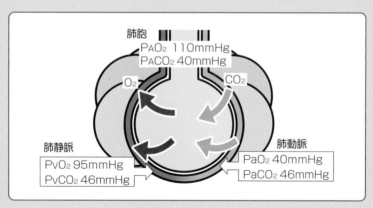

図 1-5●酸素分圧の変化

しかし拡張が不十分な肺胞を通過した血液も存在すること、さらに気管支動脈の血液は直接肺静脈に還流することなどから、肺胞を通過しない血流、すなわちシャント血流が存在し、動脈血酸素分圧は肺胞の酸素分圧より低くなります（**図1-6**）。その差を A-aDO$_2$（肺胞気動脈血酸素分圧較差）と呼び、健常人では 10mmHg 以下の A-aDO$_2$ が存在します。この A-aDO$_2$ は呼吸不全の重要な指標として新生児領域でも使用されています（詳しくは p.40 を参照）。

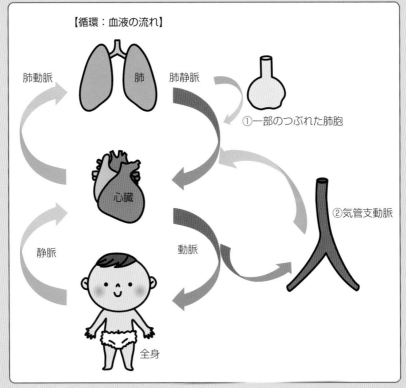

【循環：血液の流れ】

肺動脈　　肺　　肺静脈

①一部のつぶれた肺胞

心臓

②気管支動脈

静脈　　　動脈

全身

図 1-6 ● シャント血流の影響

血液ガスにまつわる基本的な用語をおさらいしよう！

血液ガス豆知識

エベレストの山頂では酸素濃度は低い？
なぜ酸素が薄いと感じるの？

　エベレストは言わずと知れた世界一高い山で、標高 8,848m、登頂する際には酸素ボンベを使うことが多いですが、果たしてエベレスト山頂の酸素濃度は低いのでしょうか？ 答えは No です。飛行機の最高高度である 11,000m までの対流圏では酸素濃度は一定なのです。

　では、なぜ酸素が必要なのでしょうか？ 気圧は空気の重みなので、高度が上がるにつれこの重みは減り、気圧は下がります。気圧が下がれば濃度が変わらなくても、空気を構成する窒素や酸素の分圧は同様に下がります。ちなみに、標高 8,848m での気圧は 0.38 気圧（293mmHg）であり、酸素濃度は 20.9%なので 61.2mmHg になります。これは私たちが地上で吸入する酸素分圧 150mmHg の約 40%であり、そのため酸素が薄いと感じるのです。

　ちなみに肺胞の二酸化炭素分圧は 40mmHg のため、地上での肺胞気酸素分圧は 110mmHg です。肺胞の酸素分圧が動脈血酸素分圧の下限値 80mmHg を下回ると空気の薄さを感じると考えられ、その高度は 2,430m です。富士山頂でも空気の薄さを感じられるでしょう。

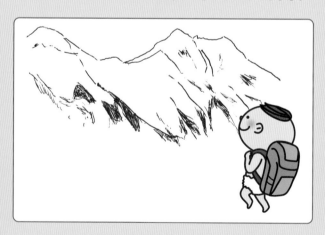

❷ mmHg、Torr、cmH₂O、L/ 分……
単位をもう一度おさらいしよう！

mmHg

気体の圧力を示す単位にはいくつかありますが、私たちになじみ深いのは**mmHg（ミリメートルエイチジー、ミリメートル水銀柱）**です。実際に血液ガス分析のデータシートを見ると、PCO_2 で表される二酸化炭素分圧や、PO_2 で表される酸素分圧の単位は mmHg で記載されています。では、mmHg とはいったい何でしょうか？

Hg は水銀の元素記号であり、大気中で長さ 1m（1,000mm）の試験管に水銀を満たして、これまた水銀を満たした容器に逆さにして立てると、管内の水銀の液面は 760mm のところで止まります（**図 1-7**）。このことは、大気が水銀の液面を押す力、すなわち**大気圧が 760mmHg** であることを示しているのです。

Torr

大気圧を表す単位として mmHg は最も古く、分圧の表記もこれにならって

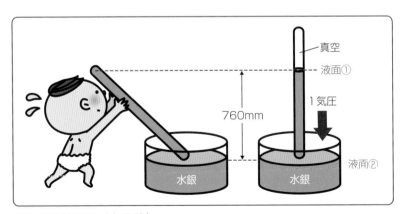

真空
液面①
1 気圧
760mm
液面②
水銀
水銀

図 1-7●水銀による大気圧測定
水銀自体の重みで、水銀の液面①が下がりますが、液面②が 1 気圧の空気圧で押されています。両者が釣り合うのが 760mm の高さになります。

1 血液ガスにまつわる基本的な用語をおさらいしよう！

います。水銀を使用して大気圧を測定した人がイタリアの科学者トリチェリ（Torricelli）であったことから、1mmHg＝1Torr（トール）としてTorrが使用されることもあります。ほかにも気圧の単位として、台風でおなじみのhPa（ヘクトパスカル）、昭和生まれには懐かしいmbar（ミリバール）があり、それらの関係は以下の通りです。

> 1気圧＝760mmHg＝760Torr
> ＝1,013hPa＝1,013mbar

cmH₂O

ところでもう一つ、私たちになじみ深い気体の圧力を示す単位があります。人工呼吸器の吸気圧や呼気圧の単位として使われる cmH_2O（センチメートルエイチツーオー、センチメートル水柱）です。では、呼吸管理で使用される5〜20cmH_2O の圧力はどの程度のものなのでしょうか？

1気圧は 760mmHg であり、水銀は水に比べて 13.6 倍の重さであることから、

> 1気圧＝760mmHg×13.6
> ＝10,336mmH₂O＝1,033cmH₂O

となります。したがって、5〜20cmH_2O は 0.0048〜0.0194 気圧となり、気圧の変化としては実に 0.5％〜2％の範囲の中で呼吸が行われていることになります。生体の精巧さに感嘆する思いです。

L/分

さて、通常、病棟で使用する医療ガスは酸素と空気であり、酸素投与には鼻カヌラなどを介して 100％酸素の流量を変化させて投与する方法と、人工呼吸器などのように酸素と空気をブレンダーで混合して酸素濃度を調節する方法との2つがあります。通常、鼻カヌラで酸素を投与する際の単位は、1分間

の酸素量を L で表して、**L/ 分（リットルパー分）**を用います。ブレンダーを使用する際は、酸素濃度を 21〜100％の間で調節できますが、例えば酸素濃度 30％の混合気を 8L/ 分で流したときの酸素量は、8×0.3＝2.4L/ 分と表すことができます。

mmol/L

　ここでもう一度、血圧ガスのデータシートを見てみましょう。気体の分圧を示す mmHg、酸素飽和度などを百分率で表す％のほかに、HCO_3^-（重炭酸）や bace excess（BE：ベースエクセス、過剰塩基）の単位を表す **mmol/L（ミリモルパーリットル）**が出てきます。1mol は、「物質を表す化学式で示される元素の原子量の和にグラムをつけた質量に含まれる物質量」と定義されます。mol/L は 1L に溶けている物質の mol 数で、1L 中の物質の g 数 ÷ 物質の原子量 g で求めることができます。例えば、食塩（NaCl）1mol は Na（ナトリウム）の原子量 23 に Cl（クロール、塩素）の原子量 35.5 を加えた 58.5 にグラムをつけた量となります。生理食塩水は 0.9％であるため、1L に含まれる食塩量は 9g です。よって生理食塩水は 9÷58.5=0.154mol/L です。1,000 分の 1 の単位の mmol/L にすると、0.154×1,000=154mmol/L になります。

Vol%

　最近の血液ガス分析装置では酸素化状態が示され、TO_2 として示されます。TO_2（total O_2）は血液中に存在する酸素の総和を示し、単位は **Vol%（ボリュームパーセント）**です。Vol%は溶液 100mL 中の溶解量（mL）のことで、Vol%＝ mL/dL となります。酸素は 1mmHg（圧力）につき、血液 100mL で 0.3mL 溶けると言われています。赤ちゃんの PO_2 が 60mmHg であった場合、血液 100mL 中に酸素は 18mL 溶けていることになります。したがって、この場合 TO_2 は 18Vol%になります。

表 1-1●略語のルール

最初の大文字			2 文字目		最後の文字	
記号	意味	単位	記号	意味	記号	意味
P	分圧	mmHg	I	吸気	O_2	酸素
F	割合	なし	E	呼気	CO_2	二酸化炭素
S	飽和度	%	a	動脈		
C	含量	mL（Vol%）	A	肺胞		
			p	脈拍・手のひら		
			v	静脈		

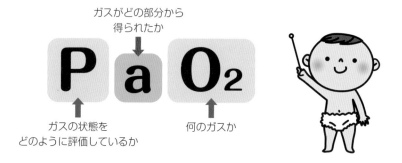

ガスがどの部分から
得られたか

P_aO_2

ガスの状態を
どのように評価しているか

何のガスか

❸ PaO_2、P_AO_2、SaO_2、SpO_2、$ETCO_2$、F_IO_2……略語をおさらいしよう！

　今まで述べてきた中でも、すでに血液ガスに関連する略語として PCO_2、PO_2 が出てきましたが、ほかにも血液ガスに関連する略語はたくさんあります。略語は一定のルールのもとに作られるので、そのルールをきちんと知っておけば、その略語が何を意味しているかがわかります。なお、$ETCO_2$ だけはルールの外にあるので、別に述べることにします。

最初の大文字（表 1-1）

　ガスの状態を「どのように評価しているのか」を表しています。P は

Pressure（圧力・分圧）、S は Saturation（飽和度）、F は Fraction（割合）、C（Ct）は Content（含量）という意味です。単位は P が mmHg、S が％、C（Ct）は mL（Vol％）で、割合を示す F に単位はありません。

最初の大文字に続く2文字目（表1-1）

　ガスが「どの部分から得られたか」を表しています。これには大文字と小文字のアルファベットが用いられますが、**大文字は「気相にあるもの」、小文字は「液相にあるもの」**という表現上のルールがあり、大文字は小文字の大きさに合わせるように小さく記載されます。a は artery（動脈）、v は vein（静脈）、p は pulse（脈拍）あるいは palmer（手のひら）をそれぞれ表し、いず

吸入酸素濃度は FiO_2？
それとも F_IO_2？

　臨床の現場でも海外の論文でも、fraction of inspiratory oxygen（吸入酸素濃度）30％のことを「FiO_2 0.3」と記載するのをよく目にします。実はこれは間違いです。上記で説明したように、2番目の文字（ここでいう I〈アイ〉）は部位を示す符合で、気相は大文字を小さく、液相は小文字で書くことになっています. 吸入気は I（inspiratory gas）、肺胞気は A（alveolar gas）、動脈血は a（arterial blood）、静脈血は v（venous blood）と書きます。したがって、正確な書き方は FiO_2 0.3 ではなく F_IO_2 0.3 となります。

　日本麻酔科学会の「麻酔科用語集 第5版」には "fraction of inspiratory oxygen（F_IO_2）" としっかり明記されています。われわれ小児科医が論文執筆する上で参考とする日本医学会 医学用語辞典 Web 版と日本小児科学会用語集には fraction of inspiratory oxygen の略語は収載されていないことが、簡単な記載である FiO_2 が確認されないまま広まった原因かもしれません。

れも液相にあるものを評価しています。一方、I は Inspiratory（吸気）、E は Expiratory（呼気）、A は Alveolar（肺胞）をそれぞれ表し、いずれも気相にあるものを評価しています。

　最近、集中治療領域では SvO_2 という略語が使われます。この場合の v は混合静脈血（上大静脈血と下大静脈血が右心房・右心室で混合された静脈血）で、すなわち肺動脈血酸素飽和度を表します。

最後の文字（表 1-1）

　「何のガスか」を表しています。新生児の医療現場で使用するのは O_2（酸素）と CO_2（二酸化炭素）の 2 つがほとんどです。

$ETCO_2$（呼気終末二酸化炭素分圧）

　最近は新生児領域でも呼気から二酸化炭素の濃度を検出できるデバイスが使用されつつあります。**ET は End-Tidal（呼気終末）** を示します。呼気の最初は気管や気管支のガスですが、呼気終末は肺胞のガスを見ていることになります。上記の規則にならえば、肺胞を表す A が入り、$ETACO_2$ と表記されることになりますが、国際的に $ETCO_2$ と表現することになっています。単位として％あるは mmHg の 2 つが使われますが、新生児領域では mmHg 表記が使用されています。

気体の読み方の練習問題
次の気体の状態を示す記号の意味とその単位は何？

① PaO_2、② P_AO_2、③ SaO_2、④ SpO_2、⑤ $PaCO_2$、⑥ F_iO_2、
⑦ $ETCO_2$、⑧ SvO_2

《解答》

	最初の大文字	2文字目	最後の文字	答え	単位
①	分圧	動脈	酸素	動脈血酸素分圧	mmHg
②	分圧	肺胞	酸素	肺胞（気）酸素分圧	mmHg
③	飽和度	動脈	酸素	動脈血酸素飽和度	％
④	飽和度	脈拍・手のひら	酸素	経皮的酸素飽和度	％
⑤	分圧	動脈	二酸化炭素	動脈血二酸化炭素分圧	mmHg
⑥	割合	吸気	酸素	吸入（気）酸素濃度	単位なし
⑧	飽和度	静脈	酸素	混合静脈血酸素飽和度	％

⑦呼気終末二酸化炭素濃度（％もしくは mmHg）
　ETCO₂ は特例です。

（吉松秀隆・岩井正憲）

血液ガスにまつわる基本的な用語をおさらいしよう！

ガス交換の仕組みをおさらいしよう！

❶ 酸素の取り込みと二酸化炭素排出の流れをおさらいしよう！

　呼吸というと、多くの方が肺によるガス交換を思い浮かべるでしょう。実際には、**外呼吸（肺呼吸）**と**内呼吸（細胞呼吸）**があります（**図 2-1**）。血液ガス分析で得られる動脈血酸素分圧（PaO_2）と動脈血二酸化炭素分圧（$PaCO_2$）は外呼吸を、重炭酸イオン（HCO_3^-）と base excess（BE）は間接的に内呼吸の状態を反映しています。

外呼吸（external respiration）とは？

　肺は以下の 2 つの役割を持っています。
① **酸素化**：大気中の酸素（O_2）を血液中に拡散する。
② **換気**：代謝によって産生された二酸化炭素（CO_2）を肺胞に取り込んで大気中に排出する。
　呼吸とは、外界から気道を介して肺で空気の出し入れを行い、肺と血液との間でガス交換を行うことを言います。すなわち、肺で取り込んだ O_2 が肺胞から血液中に移行し、逆に CO_2 は血液から肺胞へ移行します。外呼吸は肺呼吸とも呼ばれます。

内呼吸（internal respiration）とは？

　内呼吸では、血液によって運搬された O_2 が、心臓、脳、肝臓などの全身の組織に運ばれ、組織を構成する細胞で取り込まれてアデノシン三リン酸（ATP）が産生されます。ATP は複雑な代謝過程を経て CO_2 を産生します（**図 2-1**）。これを **ATP 産生経路**と言います。
　ATP が分解されるときにエネルギーが産生され、これを利用して生命を維持します。血液と細胞とのガス交換および、細胞内での呼吸を合わせて内呼吸

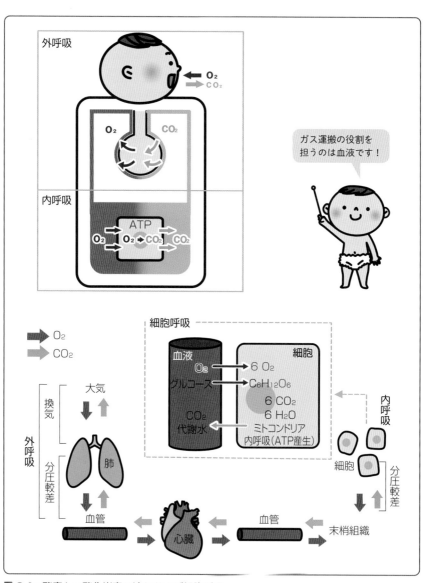

図 2-1●酸素と二酸化炭素の流れおよび細胞呼吸

と呼びます。

外呼吸と内呼吸の橋渡し

　肺胞から各臓器の細胞への、また各臓器の細胞から肺胞への O_2 と CO_2 の移動を**ガス運搬**と呼び、血液、特に赤血球中の**ヘモグロビン（Hb）と血漿**がその役割を担っています。

　内呼吸が行われるためには、肺と臓器との間で O_2 と CO_2 のガス運搬が必要です。これは肺循環と体循環による血液循環が担っています。肺で酸素化された血液は左心房・左心室を介して動脈血として大動脈に送り出されて各細胞に運搬されます。一方、細胞から排出された CO_2 は毛細血管から静脈へ移動します。さらに、上大静脈または下大静脈から右心房に還流し、右心室を介して肺動脈へ送り出され、**拡散（diffusion）**によって肺胞に移送されます。

肺胞および組織と血液とのガス交換のメカニズム

　狭義の呼吸生理学では、拡散とは肺胞気中の酸素分子が肺胞壁の毛細血管を流れる赤血球のヘモグロビンと結合するまでの過程を意味します。物理学で定義されている拡散とは厳密には異なるため欧米では「輸送（transfer）」が用いられますが、本書では混乱を避けるため拡散という語を用います。

　肺胞から血液への O_2 の移動、また細胞から血液への CO_2 の移動は、共に両者間のガス分圧較差による拡散によって行われています。拡散とは、ある濃度の物質が移動可能な範囲で均一な状態に近づく現象です。高濃度から低濃度への気体分子の流れによって達成されます。

❷ ガス交換の実際を知ろう！

外呼吸でのガス交換のメカニズム

　肺でのガス交換について数字を使って解説します。前述したように、肺でのガス交換には**酸素化と換気**の２つの役割があります。ここでは酸素分圧の変化について解説します（**図 2-2**）。

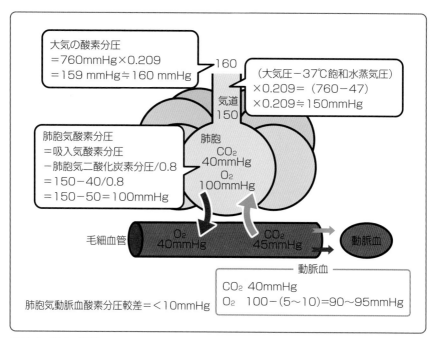

大気の酸素分圧
= 760mmHg × 0.209
= 159 mmHg ≒ 160 mmHg

160

（大気圧 − 37℃飽和水蒸気圧）
× 0.209 =（760 − 47）
× 0.209 ≒ 150mmHg

気道
150

肺胞気酸素分圧
= 吸入気酸素分圧
− 肺胞気二酸化炭素分圧/0.8
= 150 − 40/0.8
= 150 − 50 = 100mmHg

肺胞
CO_2
40mmHg
O_2
100mmHg

毛細血管　　　O_2　　　　　CO_2　　　動脈血
　　　　　　40mmHg　　　45mmHg

動脈血
CO_2 40mmHg
O_2　100 −（5〜10）= 90〜95mmHg

肺胞気動脈血酸素分圧較差 = < 10mmHg

図 2-2 ● 分圧の関係

大気圧の酸素分圧：160mmHg

　われわれが生活している大気は、水蒸気を除けば、ほぼ 4 つの気体によっ
て構成されています。一番多いのは窒素（N_2）で 78.08%，次いで O_2 で
20.95%，以下アルゴン（Ar）が 0.93% で、CO_2 は 0.03% に過ぎません。
これは、海抜 0m から上空 20km ぐらいまでほとんど変化しません。海抜
0m での酸素分圧は、以下の式のとおりです。

$$1 \text{ 気圧（760mmHg）} \times \text{酸素濃度（20.9%）} = 159\text{mmHg} \fallingdotseq 160\text{mmHg}$$

下気道での酸素分圧：150mmHg

　空気は肺に到達する前に上気道で加湿され、肺胞に入る直前には、**飽和水蒸
気圧 = 47mmHg（37℃）**が外気圧の構成要素となります。肺胞に入る直前

2

ガス交換の仕組みをおさらいしよう！

の吸入気酸素分圧は、肺胞に入る直前の空気だけの気圧、つまり外気圧から水蒸気圧を差し引いた圧です。これに酸素濃度を掛け合わせた結果、吸入気酸素分圧は、

$$(760mmHg - 47mmHg) \times 20.9\%$$
$$= 149mmHg \fallingdotseq 150mmHg$$

となり、大気と比較して 10mmHg 減少します。

肺胞腔での酸素分圧：100mmHg

　肺胞では吸気中の O_2 が肺胞周囲の毛細血管の血液中に拡散して取り込まれ、血液中の CO_2 が肺胞中に排出されます。このとき通常、取り込まれる O_2 体積量と排泄される CO_2 体積量は同じではありません。すなわち CO_2 排出量 $/O_2$ 摂取量を「呼吸商（RQ）」と言います。通常の状態では 0.8 とされます。

　肺胞内ガスから O_2 が摂取されるので、その分だけ肺胞気酸素分圧は肺胞に入る直前の吸入気酸素分圧より低下します。ガス分圧はそのガスが占める容積に比例するので、肺胞で摂取される酸素分圧は、二酸化炭素分圧を RQ で割って算出されます。前述のとおり、安静時の肺胞ガスの RQ は 0.8 として定数化されています。よって、O_2 が肺胞で摂取されることによって低下する酸素分圧は、動脈血二酸化炭素分圧（40mmHg）を 0.8 で除して求めます。

大気圧

血液ガス
豆知識

　大気圧とはその高さにかかる圧力で、標準的な地表すなわち海抜 0m にかかる気圧を 1 気圧と呼びます。1 気圧は 1cm^2 当たり高さ 76cm の水銀柱の圧力を示し、地表から距離が離れるに従って空気の柱の高さは低くなるため気圧は低くなります。1 気圧は 760 水銀柱 mm（mmHg）と定義されます。

ここで動脈血二酸化炭素分圧を使用するのは、CO_2 は O_2 と比較して、血液と肺胞との間を **20倍拡散しやすい性質** があるためです。肺胞周囲の静脈血の二酸化炭素分圧は 45mmHg ですが、わずか 5mmHg の分圧較差でも CO_2 の移動が可能です。毛細血管二酸化炭素分圧と肺胞気二酸化炭素分圧とがすぐに平衡状態に達するため、動脈血二酸化炭素分圧（40mmHg）で代用して肺胞気二酸化炭素圧を計算で求めることができます。

$$150mmHg － 40mmHg/0.8 ＝ 100mmHg$$

飽和水蒸気圧

　全ての液体は気体へと蒸発し、膨張して周囲に圧力をかけて存在します。気温によってその値は決まっており、この上限を超える圧力では水蒸気として存在できません。この上限値を飽和水蒸気圧と言います。中学校の教科書では、水蒸気量として、水蒸気圧ではなく絶対湿度（g/m^3）を用います。

　湿度には相対湿度があります。これは飽和水蒸気量に対して、そのときの水蒸気の量がどれくらいかを%で表したものです。空気中に水蒸気がまったくなければ相対湿度は0%です。一方、空気中に含まれる水蒸気の量が飽和水蒸気量と同じであれば相対湿度は100%です。空気中に存在できる水蒸気の量は温度が上がるにつれて増加します。肺胞内の温度を37℃と仮定したとき、肺胞内は相対湿度が100%であれば47mmHg の飽和水蒸気圧です。下気道系では飽和水蒸気圧になっていないと気道組織の損傷を起こすため、人工呼吸管理下では加温加湿器を使って吸入ガスを加湿しているわけです。

動脈血酸素分圧：90～95mmHg

　正常でも肺胞気酸素分圧と動脈血酸素分圧には 5～10mmHg の較差が生じます。これを**肺胞気動脈血酸素分圧較差（A-aDO₂）**と呼びます。肺動脈から肺毛細血管へ流れ込んだ静脈血の酸素分圧は 40mmHg ですが、肺を通過して肺静脈に集まってくるときにはほぼ肺胞気の酸素分圧と平衡状態、つまり同じ値になります。すなわち、正常な肺胞‐毛細血管レベルでは、A-aDO₂ は限りなく 0 になります。臨床では、肺毛細血管内の酸素分圧の測定は困難なため、動脈血の酸素分圧で代用しています。健常な人でも A-aDO₂ が 0 にならないのは**肺胞を通過しないシャント血流がある**ためです。そのため動脈血酸素分圧は 90～95mmHg となります。

呼吸商（respiratory quotient）

　生体内において、ある時間に栄養素が分解されてエネルギーに変換するまでの O_2 摂取量に対する CO_2 排出量の体積比のことを呼吸商（respiratory quotient；RQ）と言います。CO_2 排出量と O_2 摂取量は代謝によって変化します。例えばグルコースのみを燃焼した場合、グルコースの化学式は $C_6H_{12}O_6$ ですので以下のように代謝されます。

$$C_6H_{12}O_6 + 6O_2 \rightleftarrows 6CO_2 + 6H_2O$$

　すなわち、O_2 摂取量と CO_2 排出量は 1 対 1 の関係になり、RQ は 1 です。生体ではグルコースだけではなく、ほかに脂肪と蛋白を使用します。脂肪を燃焼した場合は O_2 消費量（摂取量）が多く、産生する CO_2 排出量はグルコースだけを燃焼させたときと比較して少なくなるので 0.71、蛋白質は 0.85 です。平均的な日本人の栄養摂取比率はだいたい糖質 60%、脂質 30%、蛋白質は 10% くらいの比率になるため、一般的に RQ を 0.8 として計算式で利用します。

Q 健常な人では動脈血酸素分圧はどこまで上がりますか？

A 吸入酸素濃度を上げた場合、例えば100%酸素吸入下の酸素分圧は理論上では663mmHgまで上昇し、A-aDO$_2$が5〜10mmHgであれば動脈血酸素分圧は**図2-3**のように変化していきます。**図2-2**では酸素濃度を0.209で計算していますが、これを1.0で計算すればよいだけです。もう一度100%酸素に置き換えて説明します。

①100%酸素下での大気圧の酸素分圧：760mmHg

1気圧下で加湿をかけない状態の100%酸素を吸入した場合、吸入気酸素分圧は「760×100%＝760mmHg」です。

②下気道での酸素分圧：663mmHg

下気道では37℃での飽和水蒸気が存在しますので、「(760−47)×100%＝713mmHg」です。

③肺胞腔での酸素分圧：653mmHg

肺胞腔では、713mmHgから［動脈血酸素分圧/0.8］を引いた値に

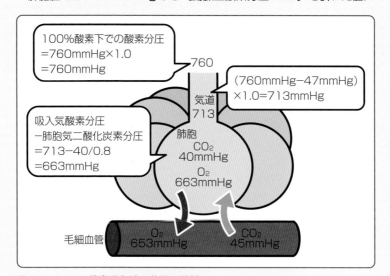

100%酸素下での酸素分圧
＝760mmHg×1.0
＝760mmHg

(760mmHg−47mmHg)
×1.0＝713mmHg

吸入気酸素分圧
−肺胞気二酸化炭素分圧
＝713−40/0.8
＝663mmHg

760

気道
713

肺胞
CO$_2$
40mmHg
O$_2$
663mmHg

毛細血管

O$_2$
653mmHg

CO$_2$
45mmHg

図2-3●100%酸素吸入時の分圧の関係

なるため、「713−40/0.8＝713−50＝663mmHg」です。肺が正常ならA-aDO₂は5〜10mmHgですので、最大10mmHgとして、663mmHgからこの値を引くと653mmHgとなり、これが動脈血酸素分圧になるわけです。

血液ガス
豆知識

肺胞気動脈血酸素分圧較差（A-aDO₂）

　肺胞と動脈血の酸素分圧較差で理想的な状態は、A-aDO₂ 10mmHgです。低酸素血症のうち肺胞レベルでの酸素交換障害では、A-aDO₂の数値は大きくなります。肺全体に障害がない肺胞低換気ではA-aDO₂は正常範囲です。

Q 臨床ではどのような場面でA-aDO₂の計算が必要になりますか？

A 臨床的にA-aDO₂は、呼吸不全（低酸素血症）の程度を評価する指標として使用されます。低酸素血症の原因として、肺胞低換気、拡散障害、シャント、換気血流比不均等などがあります。新生児では、穿刺で頻回に採血して動脈血液ガス分析を行うことが難しいので、主に横隔膜ヘルニア（congenital diaphragmatic hernia；CDH）や胎便吸引症候群（meconium aspiration syndrome；MAS）で新生児遷延性肺高血圧症（persistent pulmonary hypertension of the newborn；PPHN）を呈している際に重症度や治療効果の指標として使われています。100%酸素下でA-aDO₂が600mmHgを超える場合は超重症と考えられます。

❸ ガス交換の障害を知ろう！

　ガス交換の障害は、障害される気体によって①酸素化障害と、②換気障害の2つに分類されます。酸素化障害は文字通り酸素分圧が低下する酸素化の障害で、換気障害は二酸化炭素が蓄積するものです。

酸素化障害：A-aDO₂ が 10mmHg を超える場合

　A-aDO₂ が 10mmHg を超える場合は、肺胞レベルでの O₂ の交換障害が原因です。肺胞レベルでの O₂ の交換障害は、①拡散障害、②肺胞換気血流不均等、③シャントに分類されます。

拡散障害

　肺胞気酸素が肺胞上皮細胞、間質、毛細血管内皮細胞、血漿を通過して毛細血管の赤血球内のヘモグロビンへ到達するまでの物理的プロセスを拡散と言います。

　正常な肺胞と肺胞周囲毛細血管との関係（**図2-4 上**）に対し、拡散障害（**図2-4 下**）では**肺胞と肺胞周囲毛細血管の接触面積が狭くなるか、肺胞周囲毛細血管壁の間質が厚くなります**。このため O₂ の交換障害が生じ、A-aDO₂ の増大が起こります。

　拡散障害が軽度な場合では安静時に低酸素血症にはなりませんが、運動負荷時では赤血球が肺胞直下の毛細血管を通過する時間が短くなるため、低酸素血症を来すことがあります。肺胞から毛細血管への O₂ の移行には時間がかかります。運動を負荷すると酸素消費量が高まり心拍数が上昇した結果、血流が速くなり、逆に赤血球が十分に酸素を受け取れなくなることがあります。新生児では随意的に運動を行うことはありませんが、哺乳時がこれに当たります。

　慢性肺疾患（chronic lung disease；CLD）では、初期においては肺胞周囲毛細血管壁の間質の線維化により肥厚が起こり、さらに肺胞壁が破壊されて肺胞周囲毛細血管も減少するので、肺全体で肺胞と毛細血管との接触面積が狭くなります。

肺胞換気血流不均等

　肺胞換気量と肺血流量の不均等は大きく2つの病態に分けられます。肺胞

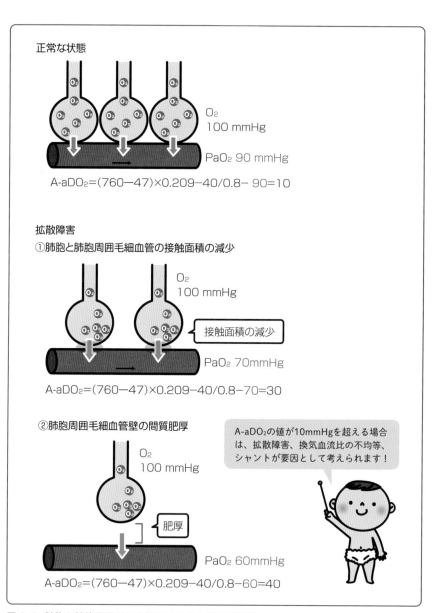

図 2-4●肺胞と肺胞周囲毛細血管の関係および拡散障害

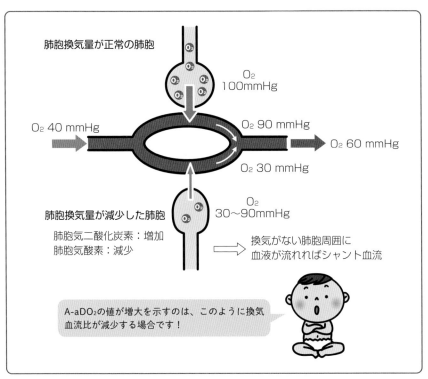

図 2-5●換気血流比の不均等

換気血流比が減少する場合と増加する場合です。A-aDO$_2$ の増大を示すのは、**図 2-5** のように肺胞換気血流比が減少する場合です。つまり、換気量が減少した肺胞に接した毛細血管に血液が流れる場合です。肺胞換気量が減少した肺胞では肺胞気二酸化炭素分圧の上昇が生じ、肺胞気酸素分圧の低下が起こります。十分に酸素化されない酸素分圧の低い肺胞周囲毛細血管血液が正常酸素分圧の肺胞周囲毛細血管血液と混じり合うことにより、酸素分圧が低い動脈血になってしまいます。完全に換気のない肺胞は無気肺と呼ばれますが、肺胞でガス交換を行っていない血液、すなわち肺静脈血がそのまま動脈血に混じることになります。すなわち、後述するシャントと同様の状態が生じるのです。

　背臥位で過ごしている赤ちゃんの肺では、健常な状態でも血液は重力の影響を受け背側に多く分布します。したがって、健常な児でも肺胞換気血流不均等

は起こっています。

シャント

　シャントとは、正確には**右左シャント**を指します。右心室から拍出された血液が肺胞気に接触せず、**酸素化されずに左心室に流入する**状態です。前述したように、健常な人でも A-aDO$_2$ を 0 とはせず 10mmHg 程度以下を規準としているのは、健常な人でもシャントがあるためです。

　正常でもシャントが起こる原因は 2 つに分けられます。1 つ目は、肺動脈から枝分かれして気管支を栄養する**気管支動脈**があるからです。気管支動脈血液は肺胞へは行かず、酸素化されないまま肺静脈に還流します。2 つ目は、健常な状態だと思われても、全ての肺胞が血流に見合った換気を行っているわけではないからです。換気が十分になされていない肺胞に血流があると、完全に酸素分圧が平衡状態とならない動脈血が生じます。これは正確には、**シャント様血流**と呼ばれているものです。

換気障害：A-aDO$_2$ が 10mmHg を超えない場合

肺胞低換気

　A-aDO$_2$ が 10mmHg を超えない場合の主な原因は、肺胞低換気です。肺胞低換気とは、**十分なガス交換が行えるだけの肺胞換気量が得られない**状態です。肺胞低換気の場合には肺胞気酸素分圧の低下を招き低酸素血症を来すため、純

Q 片肺を切除した患者さんでは安静時、21％酸素で酸素飽和度が 95％以上に保たれるのに、片肺挿管では 21％酸素で酸素飽和度が低下するのはなぜですか？

A 片肺を切除した患者さんでは健常肺にしか血流が流れません。一方、片肺挿管では通常は左肺での換気がなくなります。左肺に流れる血液は酸素化されないので、シャント血流として、左心房で酸素化された右肺からの血液とミキシングが生じ、酸素飽和度の低下が見られます。

粋な肺胞低換気では A-aDO$_2$ は開大しません。

　CO$_2$ は O$_2$ と比較して 20 倍の拡散能を有しています。CO$_2$ の増減は、組織での CO$_2$ 産生増加を除くと、分時換気量に依存します。無気肺や肺コンプライアンスの低下など、1 回換気量が減る病態や無呼吸などの換気回数が減少する病態では CO$_2$ 蓄積が起こります。逆に、過換気では CO$_2$ は低下します。

❹ 酸素と二酸化炭素の運搬はどう行われる？

酸素の移動 [1]

ヘモグロビンとの結合

　肺胞から血管内に拡散した O$_2$ は、赤血球中のヘモグロビン（Hb）と結合して組織に運ばれます。**1 つのヘモグロビンに 4 つの酸素分子の結合が可能**です。全てのヘモグロビンに 4 つの酸素分子が結合した状態が、100％の酸素飽和度です（p.21 の**図 1-2** を参照）。酸素分圧が高ければヘモグロビンは O$_2$ と強く結合し、酸素分圧が低下すると O$_2$ との結合が弱まり、血中へ O$_2$ の放出が起こります。動脈血中では O$_2$ はヘモグロビンと強く結合し、末梢組織に行くに従ってヘモグロビンから O$_2$ を放出することが容易になるのです。**静脈血酸素分圧は 40mmHg で、その際の酸素飽和度は 75％なので、25％の酸素の放出が起こります**（**図 2-6**）。肺から組織までの酸素分圧の変化を**図 2-7** に示します。吸入気酸素分圧 160mmHg に対して、細胞内液酸素分圧は最終的には 10mmHg まで低下します。

　赤血球から放出された酸素は血管内から細胞内に移動します。末梢組織の酸素分圧は 40mmHg 未満なので、毛細血管から組織への拡散により O$_2$ の移動が起こります。細胞質とミトコンドリア内の酸素分圧はそれぞれ 10mmHg 未満、1mmHg 未満と非常に低いのですが、このような低い酸素分圧の中で好気性代謝が行われているのです [1]。

溶解酸素

　少量ですが、血漿中に直接溶解する O$_2$ が存在します。

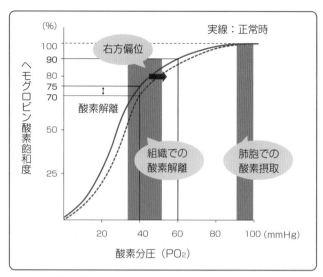

図 2-6●酸素解離曲線
動脈血酸素分圧と酸素飽和度の関係を表したもので、Y 軸に酸素飽
和度（％）、X 軸に動脈血酸素分圧として、S 字上のカーブを描く。
標準酸素解離曲線は血液 pH 7.400、体温 37℃、動脈血二酸化炭
素分圧 40mmHg の条件を規準としている。

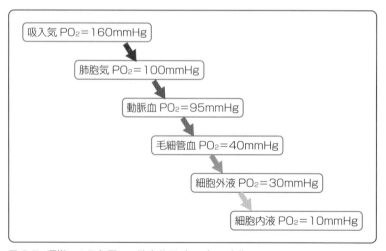

図 2-7●運搬による各層での酸素分圧（PO_2）の変化

二酸化炭素の移動（図2-8）

　CO_2 の60%が血漿中の HCO_3^- として、20%が赤血球内の HCO_3^- として運搬されます。残りの10%はカルバミノ化合物として、さらに残りの10%は O_2 とは異なり溶解 CO_2 として運搬されます[2]。

> **Q** 酸素解離曲線が右に動く、左に動くとは、どういうことですか？

A いろいろな条件下でヘモグロビンと酸素との結合能は変化します。**図2-6** のヘモグロビン酸素解離曲線からわかるように、S字状の曲線を描いています。呼吸不全の定義は酸素分圧が60mmHg以下ですが、このときの酸素飽和度は90%です。混合静脈血の酸素分圧は40mmHgで、酸素飽和度は75%です。

　酸素分圧60mmHgまでは酸素飽和度の低下は緩徐ですが、60mmHg以下になると低下傾向が急に顕著になります。酸素結合能は、酸素分圧以外に、温度、二酸化炭素分圧、pH、2,3-DPGの変化に影響されます。すなわち、温度上昇、二酸化炭素分圧の増加、pHの低下、2,3-DPGの増加により酸素解離曲線が右方に偏位することで、同じ酸素分圧でも容易にヘモグロビンから O_2 を離して組織へ供給できるのです。

　組織代謝から考えると、代謝が盛んなところほど温度が高くなり、O_2 を消費し、CO_2 が産生されるため酸素需要が高まり、酸素解離曲線が右方に偏位して、より組織に酸素を供給しやすい状態にしていると考えれば理解しやすいでしょう。組織の酸素消費量が増え過ぎる、あるいは酸素運搬量が不足すると、赤血球の嫌気的解糖が促進され、2,3-DPGの増加が見られるため、同様に酸素解離曲線は右方に偏位します。

　酸素解離曲線が右方に偏位すると、同じ酸素分圧でも酸素飽和度は低下します。逆に左方に偏位すると、同じ酸素分圧でも酸素飽和度は増加するのです。

2

ガス交換の仕組みをおさらいしよう！

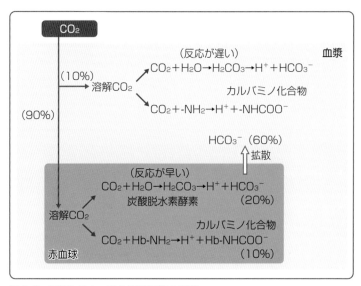

図 2-8●組織からの二酸化炭素運搬の機序

血漿中に HCO_3^- として存在

　細胞で産生された CO_2 は血管内に移動し、赤血球内で H_2O と水和反応を起こして H_2CO_3 となり、ただちに H^+ と HCO_3^- に解離します。赤血球内で多量に産生された HCO_3^- は、濃度勾配により血漿中に移動します。

赤血球内の HCO_3^- として運搬

　赤血球内で産生された HCO_3^- は濃度勾配により血漿中に移動しますが、一定の濃度で平衡状態になるため赤血球内にも残存し、赤血球とともに運搬されます。

カルバミノ化合物として運搬

　CO_2 はヘモグロビンのアミノ基（NH_2 基）と結合して、「$CO_2+Hb\text{-}NH_2 \rightarrow H^++Hb\text{-}NHCOO^-$」となって運ばれます。肺に達するとこの反応は逆向きに進んで炭酸（H_2CO_3）となり、「$H_2CO_3 \rightarrow H_2O+CO_2$」が生じ、$CO_2$ は拡散により肺胞内に放出されます。

血漿中に物理的に CO_2 として溶解

　O_2 と同様、CO_2 も少量ですが、血漿中に直接溶解して存在します。

❺ 酸素運搬量を計算してみよう！

実際に末梢組織に運ばれる酸素量を**酸素運搬量**と言います。

$$
酸素運搬量（oxygen\ delivery；DO_2）= \\
酸素含量（CO_2）×血液量（Q）
$$

で求められます。

図 2-9 に、実際に組織に受け渡す酸素量はどれくらいかを求める式を示します。受け渡す O_2 の量は、**酸素消費量（mL/分）**とも言われ、動脈血酸素含量と静脈血酸素含量の差に分時心拍出量を掛け合わせたものです。

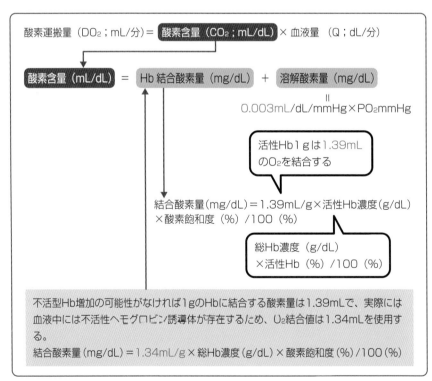

図 2-9 ● 酸素運搬量の計算式

ガス交換の仕組みをおさらいしよう！

図 2-10 で実際に計算してみましょう。

　酸素含量は、ヘモグロビンと結合した酸素 [**1.34× 総 Hb 濃度（g/dL）× 酸素飽和度（%）/100（%）**] と血漿に溶解した酸素（**溶解酸素量**）の和になります。ヘモグロビン濃度を 16g/dL と仮定すると、動脈血のヘモグロビン結合酸素量は「1.34×16×100/100＝21.4mL/dL」で、静脈血のヘモグロビン結合酸素量は「1.34×16×75/100＝16.08mL/dL」です。溶解酸素量は動脈血では「0.003×100＝0.3mg/dL」、静脈血では「0.003×40＝0.12mg/dL」となり、ヘモグロビンによって運搬される酸素量に比較して圧倒的に少ないことがわかります。新生児の 1 回心拍出量は 1〜2mL/kg、分時心拍出量は

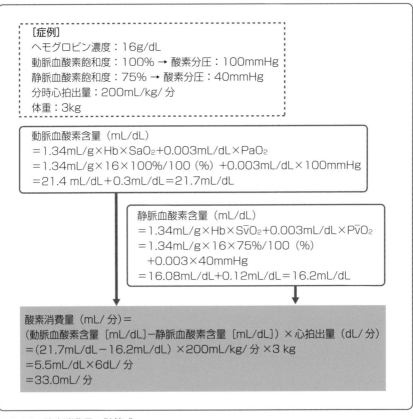

図 2-10●酸素消費量の計算式

150〜250mL/kg/ 分だと考えられています[3]。よって、200mL/kg/ 分とした場合、3kg の新生児の酸素消費量は「(21.4＋0.3)－(16.08＋0.12)＝21.7－16.2＝5.5mL/dL」、分時心拍出量が「200×3/dL＝6.0dL/ 分」で、「5.5×6.0＝33.0mL/ 分」と計算できます。

　先ほど述べたとおり、ヘモグロビン結合酸素量は「1.34× 総 Hb 濃度（g/dL）× 酸素飽和度（%）/100（%）」ですので、ヘモグロビン濃度が半分の8g/dL になれば、動脈血のヘモグロビン結合酸素量は「1.34×8×100/100＝10.72mg/dL」と 2 分の 1 になってしまいます。これは酸素飽和度が 100%から 50%に低下することに匹敵します（**図 2-11**）。なお、溶解酸素量はヘモグロビン濃度には左右されず、酸素分圧が変化しないので、0.3mg/dL のままです。新生児の安静時酸素消費量は、成人の 3mL/kg/ 分と比較して、6〜8mL/kg/ 分と 2 倍以上高い状態です。3kg の児で考えると、「6×3＝18mL/ 分」です。ヘモグロビン濃度 16g/dL の児では 33.0mL/ 分ですが、ヘモグロビン濃度 8g/dL の児では、「(10.72＋0.3)－(8.04＋0.12)＝11.02－8.16＝

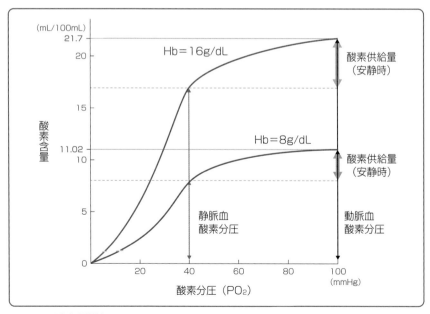

図 2-11●酸素運搬能

2.86mL/100mL」、「2.86×6.0＝17.16mL/ 分」で、安静時酸素消費量の18mL/ 分より低い値になってしまいます。

哺乳などで酸素消費量が増加すると、容易に酸素供給量不足が生じます。貧血になるとヘモグロビン酸素解離曲線が右方偏位して安静時の酸素消費量に見合うだけの酸素供給を行うために代償機転が働きます。急激な酸素需要の増加に対しては、心拍数を増やして分時心拍出量を増加させることで代償しようとしますが、ヘモグロビン濃度が正常の場合と比較して、その代償能力は低いことがわかると思います。授乳や感染症などで体温が上昇すると酸素消費量が一気に増えるため、酸素供給量を増やすために多呼吸や頻脈を来すわけです。それでも追い付かなければ、哺乳不良という症状が現れます。血液運搬では、溶

不活型ヘモグロビン

不活型ヘモグロビンは聞き慣れない言葉かもしれません。ヘモグロビンといっても多くの種類があります。一般的にヘモグロビンと呼んでいるのは成人型ヘモグロビン（Hb-A）です。最近の血液ガス分析器では胎児ヘモグロビン（Hb-F）の割合が測定できるものもあります（p.111、図7-1 を参照）。

O_2 と結合したヘモグロビンはオキシヘモグロビン（酸素化ヘモグロビン、oxyhemoglobin）、O_2 と結合していないヘモグロビンはデオキシヘモグロビン（還元ヘモグロビン、deoxyhemoglobin）と呼ばれます。不活型ヘモグロビンは O_2 と結合できないヘモグロビンの総称です。その代表がメトヘモグロビン（methemoglobin）です。成人でも 1〜2 ％存在します。一酸化窒素（NO）吸入療法では定期的にモニターが行われるため、血液ガス分析器でも測定可能になってきています。一般的には、結合酸素量を計算するときには不活型ヘモグロビンを考慮して、1.39 より小さい値の 1.34 を使用することが多いです。

解酸素量は圧倒的に少なく、ヘモグロビン濃度が重要であることが理解できると思います。酸素解離曲線の偏位、分時心拍出量の変化など、状態により組織の要求に見合った最適な酸素運搬量になるように調整されているのです。

> **Q** 片肺挿管に気付かず酸素飽和度の低下が見られたため100%酸素投与を行いましたが、酸素飽和度が100%になりません。なぜですか？

A **図 2-3** に示したように、100%酸素を投与したときの動脈血酸素分圧は 653mmHg、つまり約 655mmHg です。両肺に等しく静脈血が循環すると仮定します。右肺を循環した血液の酸素分圧は 655mmHg で、左側では酸素化されません。静脈血酸素分圧は 40mmHg なので、左 心 房 で の 酸 素 分 圧 は「(655＋40)/2 ≒ 350mmHg」です。何かがおかしいことに気付きませんか？ 実は、酸素分圧は 60mmHg 前後にしか上がらないのです。この問題は酸素含量で考えなければなりません。**図 2-9** の動脈血酸素含量の計算式を見てください。

　100%酸素を吸入すると、動脈血酸素分圧は理論上 655mmHg まで上昇します。このときの酸素飽和度は何％でしょうか？ 100%です。動脈血酸素分圧が 100mmHg でも 655mmHg でも、酸素飽和度が 100%であればヘモグロビンが運搬できる酸素量は変わりません。21%酸素で酸素飽和度 100%だった場合と異なるのは、直接溶解する酸素量です。酸素分圧 655mmHg での溶解酸素量は「0.003×655＝1.965≒2mg/dL」です。一方、酸素分圧 100mmHg での溶解酸素量は「0.003×100＝0.3mg/dL」です。

　100%酸素で換気されている場合、ヘモグロビン濃度が 16g/dL と仮定すると、解剖学的に片肺挿管の多くは右肺換気になりますので、右肺を還流した血液の酸素含量は「1.34×16×100/100＋0.003×655≒23.4mg/dL」です。一方、換気されていない左肺を通過した血液は静脈血のままです。酸素飽和度は 75%、酸素分圧は 40mmHg です

ので、酸素含量は「1.34×16×75/100+0.003×40＝16.2mg/dL」
です。左右の肺に均等に血液が流れた場合、肺静脈での酸素含量は左右
の酸素含量を足した値を2で割ることで求められます。すなわち
「(23.4＋16.2) /2＝19.8mg/dL」です。われわれが普通に空気を吸
って、換気状態が正常な場合の酸素含量、「1.34×16×100/100＋
0.003×90＝21.44＋0.27≒21.7mg/dL」と比較しても低いこと
がわかります。正常な肺でも、片肺挿管で100%酸素投与をしたとき
と両肺で空気によって換気しているときとでは、100%酸素投与の片肺
挿管の方が含量は「21.7－19.8＝1.9mL/dL」低いのです。片肺挿管
では酸素濃度をいくら上げても酸素飽和度と動脈血酸素分圧は改善しま
せん。肺の状態が悪ければ、片肺挿管時の酸素含量はさらに低下するた
め、事態はより深刻になります。

　緊張性気胸では、さらに事態が深刻です。緊張性気胸では患側は片肺
挿管と同様に酸素化されません。一方、健側肺も圧迫され、十分な換気
ができなくなるため、100%酸素投与時の健側肺の酸素含量23.4mL/
dLより低下することになります。さらに胸腔内圧が上昇し、静脈還流
が減少するため、心拍出量も低下し、単位時間当たりの酸素運搬量も低
下することになります。

　蘇生時、挿管後に100%酸素で換気を行っても酸素化が改善しない
場合や挿管中に急に酸素化が悪くなったときは、チューブ位置の確認を
お忘れなく！

採血のやり直し？ こんなとき、どうする？

「呼吸窮迫症候群の児への人工肺サーファクタント投与後、酸素化の改善は顕著で、投与後 6 時間には 21%酸素投与で酸素飽和度が 100%となりました。研修医が動脈血の血液ガス分析を行ったところ、pH 7.60、PaO_2 115mmHg、$PaCO_2$ 20mmHg、HCO_3^- 20mmol/L、BE−4mmol/L でした。この結果を報告したところ、21%酸素で酸素分圧が 100mmHg を超えることはないから気泡が入ったと上司に指摘され、採り直しを指示されました。研修医は動脈ラインからの採血方法に自信がありましたが、反論できませんでした」

　血液ガスを理解しているあなたなら、正しく反論できると思います。自信のない方は**図 2-2** をもう一度見直してください。

　肺胞気酸素分圧は吸入気酸素分圧－肺胞気二酸化炭素分圧 /0.8 で算出されます。正常の状態では肺胞気二酸化炭素分圧は 40mmHg で、吸入気酸素分圧が 150mmHg ですので、「150−40/0.8=100mmHg」です（**図 2-2**）。一方、過換気の状態で肺胞気二酸化炭素分圧が 20mmHg になった場合は、「150−20/0.8=125mmHg」で、動脈血酸素分圧は 115mmHg です。動脈血二酸化炭素分圧が低下した状態は呼吸性アルカローシスですので、呼吸性アルカローシスの場合は動脈血酸素分圧が上昇することを覚えておきましょう。

　逆に許容的高二酸化炭素血症（permissive hypercapnia）で管理している場合、pH が正常域に保たれ、二酸化炭素分圧は 52mmHg でした。このときの肺胞気酸素分圧は「150−52/0.8=85mmHg」で、動脈血酸素分圧は 75mmHg になってしまいます。酸素解離曲線の右方偏位も生じ、酸素飽和度は 90%ぐらいかもしれません。ここで酸素濃度を上げると末梢組織での酸素供給量は増加します。酸素化の変化は換気、すなわち二酸化炭素分圧からも影響を受け、内呼吸にも影響を与えることを覚えておいてください。

●引用・参考文献

1) 尾崎孝平. "割合の話". 血液ガス・酸塩基平衡教室. 諏訪邦夫監修. 大阪, メディカ出版, 2009, 64-80.

2) 安倍紀一郎ほか. "二酸化炭素の運搬". 呼吸機能学と呼吸器疾患のしくみ. 名古屋, 日総研出版, 2009, 74-5.

3) Osypka M, et al. "Assessment of cardiac output in neonates". Hemodynamics and Cardiology : Neonatology Questions and Controversies. 2nd ed. Kleinman CS. et al., eds. Philadelphia, Saunders, 2012, 125-49.

（細野茂春）

胎児－胎盤系のガス交換の特殊性を理解しよう！

❶ 胎盤でのガス交換はどう行われる？

　胎児と母体との酸素（O_2）および二酸化炭素（CO_2）の交換は、胎盤での単純拡散（受動拡散）によって行われています。

　胎盤循環は、母体側では子宮動脈の分枝が絨毛間腔に直接流入し、絨毛間を流れて子宮静脈に還流します。胎児側では絨毛膜板で分枝した臍帯動脈が毛細血管構造を構築し、**臍帯静脈**に移行します。胎盤絨毛間腔での**酸素分圧は50mmHg、二酸化炭素分圧は33mmHg**です。臍帯動脈血は胎児からの血液で、**酸素分圧は15mmHg、二酸化炭素分圧は48mmHg**であるため、O_2は母体側から胎児側へ、CO_2は胎児側から母体側へ移行します（**図 3-1**）。母体と胎児の酸素分圧の差である酸素分圧較差 35mmHg（50－15mmHg）に比較して、母体と胎児の二酸化炭素分圧の差である二酸化炭素分圧較差は15mmHg（48－33mmHg）と小さいのですが、CO_2はO_2に比較してガスの移動のしやすさである**拡散能が 20 倍高い**ため、効率よく胎児側から母体側へと移行します[1]。

❷ 妊娠で母体のガス分圧はどう変化する？

妊婦の呼吸機能の変化

　健常人の動脈血酸素分圧は 90mmHg、動脈血二酸化炭素分圧は 40mmHg で、静脈血酸素分圧は 40mmHg、静脈血二酸化炭素分圧は 45mmHg です。妊娠の進行に伴って呼吸様式の変化と呼吸機能に変化が生じます。

呼吸様式の変化

　妊娠の進行に伴って胸式呼吸から腹式呼吸に変化します。

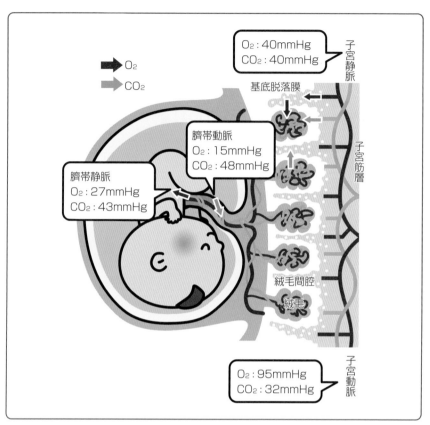

図3-1●胎盤でのガス交換

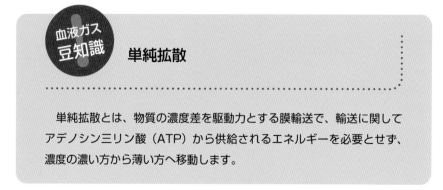

血液ガス豆知識

単純拡散

　単純拡散とは、物質の濃度差を駆動力とする膜輸送で、輸送に関して
アデノシン三リン酸（ATP）から供給されるエネルギーを必要とせず、
濃度の濃い方から薄い方へ移動します。

呼吸機能の変化

　呼吸数はほとんど変化しませんが、1 回換気量が増加するため分時換気量が増加します。このため、動脈血二酸化炭素分圧は低下して 30mmHg 前後となり、その結果、酸素分圧の上昇が生じて体内に取り込む酸素量が増加します。

❸ 胎児ヘモグロビン酸素解離曲線の特殊性を知ろう！

　母親の赤血球のヘモグロビン（Hb）は成人型ヘモグロビン（Hb-A）で、胎児の赤血球のヘモグロビンは**胎児ヘモグロビン（Hb-F）**です。Hb-A と比較して **Hb-F のヘモグロビン酸素解離曲線は左に偏位**します。同じ酸素分圧であれば酸素飽和度は Hb-F の方が高いことがわかります。すなわち、Hb-F は O_2 との結合のしやすさである**酸素親和性が高い**と言えます（**図 3-2**）。

　さらに胎児血は胎盤で CO_2 と H^+ を放出するため **pH が上昇**し、アルカリ

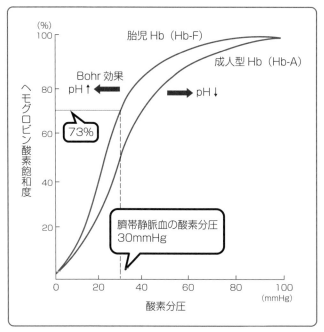

図 3-2 ● 酸素解離曲線

血症（アルカレミア）となります。血液の pH が上昇すると酸素解離曲線は左に移行するので、O_2 に対する親和性が増加します。これを Bohr（ボーア）効果と呼んでいます。

一方、胎盤の母体血では pH の低下が起こります。Hb-F と Bohr 効果により母体血の酸素親和性がより低くなるため、O_2 はより胎児側に移行しやすくなります。また母体側の O_2 と結合していないヘモグロビンは CO_2 と結合しやすくなっています[2]。

❹ 臍帯静脈血の酸素含量と酸素運搬量を 計算してみよう！

実際に胎児静脈血の酸素含量を計算してみましょう。図 3-3 に示すように、

> ### 酸素含量＝ヘモグロビン結合酸素量＋溶解酸素量

になります。

臍帯静脈血の酸素分圧は 27mmHg と図 3-1 で示しましたが、幅があるので計算上は 30mmHg とします。図 3-2 の酸素解離曲線から、酸素飽和度は 73% であることがわかります。ヘモグロビン濃度 16g/dL とすると、ヘモグロビン結合酸素量は「1.34×16×73/100＝15.6512mg/dL」です（p.51、STEP2 の図 2-9 を参照）。溶解酸素量は 0.003（定数）× 酸素分圧なので、「0.003×30＝0.09mg/dL」です。有効数字から見ると、溶解酸素量は無視できる数字です。

同様に、母体の酸素含量を動脈血酸素分圧 95mmHg、酸素飽和度 98%、ヘモグロビン濃度 12g/dL で計算してみましょう。母体の酸素含量は「1.34×12×98/100＋0.003×95＝15.7584＋0.285＝16.0434mg/L」で、胎児の酸素含量と母体の酸素含量はほぼ変わらないことがわかります。胎児心拍出量は 450mL/kg/ 分で、そのうち 3 分の 1 に当たる 150mL/kg/ 分の血液量が臍帯動脈から胎盤を介して酸素化され、その血液が臍帯静脈を通って下大静脈に還流します[3]。

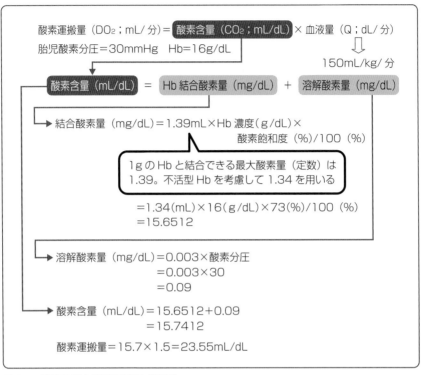

図 3-3 ● 酸素含量と酸素運搬量（胎児）

　臍帯動脈の酸素分圧は 15mmHg で酸素飽和度を 20％とすると、酸素含量は、「1.34×16×20/100＋0.003×15＝4.288＋0.045＝4.333」で、酸素含量の差は「15.7412−4.333＝11.4082」です。したがって酸素供給量は、「11.4mL/dL×150mL/kg/ 分＝17.1mL/kg/ 分」です。このような機序で、出生後の新生児以上に胎児では胎盤でのガス交換によって酸素が供給されているわけです。

❺ 胎盤でのガス交換に影響を及ぼす因子には どんなものがある？

　胎盤でのガス交換は、接触する 2 層の単純拡散によって行われています。

つまり Fick（フィク）の法則に従って、①ガス交換面積と、②分圧較差に比例し、③交換距離に反比例します。ガスの種類により拡散係数が決まっています。拡散係数は物質の種類、密度、温度などで規定されます。

胎盤でのガス交換面積の減少

妊娠 40 週でのヒト胎盤絨毛面積は約 11m^2 です [4]。胎盤接触面積が減少する病態で最も重要なのは**常位胎盤早期剥離**です。胎盤剥離面積が半分を超えると、胎児は重篤な低酸素状態に陥ると考えられています。**胎盤梗塞や胎盤血管内の血栓**などの病態でもガス交換面積は減少し、予備力が低下するため、分娩時に通常の子宮収縮でもガス交換が侵されやすくなります。

拡散障害

絨毛間腔と絨毛内の胎児血管との距離が増加すると、O_2 の交換が減少します。具体的には、**胎盤浮腫**の状態です。CO_2 は拡散係数が O_2 の 20 倍と移動速度が速いため、拡散障害が生じにくいことがわかります。満期では絨毛間腔と絨毛内の胎児血管との距離は 3.5μm という、極めて短い間隔になります [4]。

子宮血流減少

子宮血流の 85％は絨毛間腔に流入して胎盤循環に寄与し、残りの 15％は

血液ガス
豆知識

Fick の法則

ドイツの物理学者 Adolf Eugen Fick が発表した物質の拡散に関する法則です。第一法則と第二法則があります。第一法則は拡散係数が一定で「単位面積、単位時間当たりの拡散量は、濃度勾配に比例する」という法則で、第二法則は「濃度勾配が時間と共に変化する場合」の法則です。

子宮筋層を還流しています。子宮血流が減少すると、ガス交換の効率が低下します。

> ## 子宮血流＝（子宮動脈圧－子宮静脈圧）／ 子宮血管抵抗

で表されます。

子宮収縮による影響

胎盤での動脈側血圧の正常範囲は 50〜60mmHg で、子宮内圧 10mmHg より高い状態です。**陣痛による子宮内圧の上昇**は 50〜60mmHg に達するため、正常な妊婦でも陣痛ごとに循環血液量が減少し、ガス交換能は低下しています。これを**生理的窒息化**と呼んでいます。

陣痛間欠期には循環の改善に伴い酸素化は回復しますが、胎児側は低酸素の影響で**嫌気的解糖系が働く**ため、乳酸産生が生じます。このため、生理的に出生時の児の pH は 7.4 より低下しています。

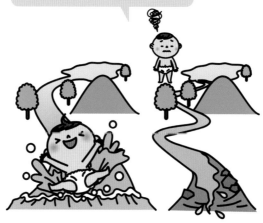

ガス交換面積の減少や、絨毛間腔と胎児血管との距離の増加、子宮血流の低下などが、胎盤でのガス交換に影響を及ぼします。

3

胎児-胎盤系のガス交換の特殊性を理解しよう！

母体の血圧低下

出血性ショックや**仰臥位低血圧症候群**など母体血圧が低下した状態では、子宮血流が減少します。母体血圧が低下した状態では陣痛時に胎盤での血流途絶が生じます。長時間にわたる血流途絶は低酸素による**嫌気的解糖系の亢進**と高二酸化炭素血症を引き起こし pH の低下が進みます。

母体の高血圧

本態性高血圧では慢性的な粥状硬化のために、妊娠高血圧症候群では急性の血管攣縮のために、**子宮血管抵抗が増大**して胎盤への血流量が減少します。また急激な血圧是正も子宮動脈の血流減少につながります。

母体・胎児の貧血

ヘモグロビン濃度が酸素運搬量に最も重要な因子であることは、**図 3-3** で理解いただけたと思います。心拍出量が一定であれば、ヘモグロビン濃度が半分になれば酸素運搬量もほぼ半分になります。実際にはヘモグロビン濃度が半分になっても、**代償による心拍出量増加**により、酸素運搬量は半減しません。胎児貧血では心拍出量を増加させる作用が弱いため、心拍出量の増加による代

嫌気的解糖系

解糖系とは、グルコースを 10 段階の反応でピルビン酸または乳酸に変換し、エネルギー源である 2 分子の ATP を獲得する経路のことです。酸素がある状態での反応を好気的解糖、酸素がない状態での反応を嫌気的解糖と言います。このピルビン酸までの過程は嫌気的・好気的状態のどちらでも可能です。ピルビン酸から乳酸への代謝は嫌気的条件下で生じます。乳酸の存在は低酸素血症があった間接的な証拠になります。

償に多くは期待できません。しかし、胎児は**低酸素状態に強いので**、還流が保たれている間は酸素含量が通常の 4 分の 1 程度まで低下しない限り、低酸素に対する代償機能は侵されないと考えられています。

　胎盤でのガス交換に関係する因子は、胎盤までの酸素運搬量、ガス交換面積と分圧較差に比例し、交換距離に反比例します。生理的には陣痛で間欠的な血流遮断が生じるため、出生時の臍帯動脈血 pH は出生後の正常下限値の 7.35 より低いことがありますが、7.10 以上あれば正常と考えてよいと思います。

●引用・参考文献

1) Longo LD. Placental transfer mechanisms-an overview. Obstet Gynecol Annu. 1, 1972, 103-38.
2) 前出喜信ほか. 胎盤の物質輸送と通過性：ガス交換. 周産期医学. 40 (7), 2010, 1043-7.
3) Noori S, et al. "Principles of developmental cardiovascular physiology and pathophysiology". Hemodynamics and Cardiology: Neonatology Questions and Controversies. 2nd ed. Kleinman CS. et al., eds. Philadelphia, Saunders, 2012, 3-27.
4) Tabiasco J, et al. Human decidual NK cells: unique phenotype and functional properties-a review. Placenta. 27 Suppl A, 2006, S34-9.

（細野茂春）

3

胎児－胎盤系のガス交換の特殊性を理解しよう！

❶ 酸と塩基が pH（ピーエイチと読みましょう）を決める？

酸と塩基とは何だろう？

　酸・塩基の定義にはいろいろありますが、通常、医学分野ではHドナー（酸）、H受取人（塩基）の考え方が有用です。すなわち、酸とは「H^+を放出するもので、pHを低下させる物質」です。塩基とは、「H^+を受け取るもので、pHを上昇させる物質」です（**図4-1**）。わかりにくいですが、ここは押さえておきましょう。代表的な酸として塩酸（HCl）を考えてみましょう。塩酸は、$HCl \rightarrow H^+ + Cl^-$のように、容易に分解し、その結果として$H^+$が発生します。すなわち、HClは$H^+$を放出してpHを下げる代表的な酸です。$Cl^-$は$H^+$を受け取ってpHを上昇させる物質だから塩基と言えるのですが、HClはほとんどH^+とCl^-に電離した状態で存在するため、塩基として機能することは実際にはほとんどないと言えます。

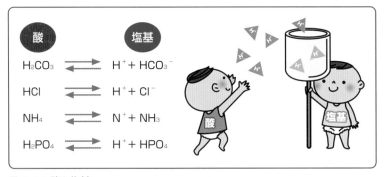

図4-1● 酸と塩基

pHとは何だろう？

pH は H$^+$ による酸性の強さを表しています。生体はその機能を維持するためにさまざまな代謝を行っており、その結果、大人は揮発性酸、つまり二酸化炭素（CO$_2$）として 1 日約 15,000〜20,000mEq の H$^+$ を発生しています。この H$^+$ が体内にどの程度存在するのかを表現するものが pH です。

$$pH＝－\log \; [H^+] \quad ……式(1)$$

と定義されています。

pH とはこの式のように H$^+$ 濃度の常用対数にマイナスを付けた値です。これは、生体での H$^+$ 濃度の変化が大きく、対数で表した方が変化は少なく使いやすいためです（**表 4-1**）。水は H$^+$ と OH$^-$ に解離し、それぞれの濃度は 10^{-7}mol/L です。したがって、水の pH は 7.00 です。また、血液中の pH が 7.35〜7.45 という非常に狭い範囲に一定に保たれることで、酵素や受容体などさまざまな蛋白質の機能や血液凝固防止機能などが維持できます。一般に、生体の H$^+$ 濃度は 40nmol/L ですが、これが 16nmol/L 以下、100nmol/L 以上になると生命は生存できなくなります。言い換えれば、生命維持の pH の範囲は 7.00〜7.80 です（**表 4-1**）。しかしこの範囲でも、pH 7.35〜7.45 から外れれば、生体の酵素活性が落ちるなどのさまざまな影響を受けます。

生体の pH をこの狭い範囲に適正に保つための 3 つの主要なメカニズムがあります。1 つめは肺からの呼吸による CO$_2$ の排泄です。2 つめは腎臓からの尿による不揮発性酸、つまり H$^+$ の排泄と重炭酸イオン（HCO$_3^-$）の再吸収です。3 つめは主に重炭酸による緩衝作用です。

表 4-1 ● pH と H$^+$ の濃度

pH	[H$^+$](nmol/L)
6.70	200
6.80	158
6.90	125
7.00	100
7.10	80
7.20	63
7.30	50
7.40	40
7.50	32
7.60	26
7.70	20

4

酸と塩基のバランスを理解しよう！

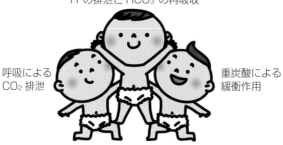

H⁺の排泄とHCO₃⁻の再吸収

呼吸による
CO₂排泄

重炭酸による
緩衝作用

$$CO_2 + H_2O \Leftrightarrow H_2CO_3 \Leftrightarrow H^+ + HCO_3^- \quad \cdots\cdots 式(2)$$

式（2）を Henderson-Hasselbalch の式（詳細は成書を参照してください）から変形すると、

$$pH = 6.1 + \log\, [[HCO_3^-]\, / 0.03 \times [CO_2]] \quad \cdots\cdots 式(3)$$

となります。また、式（2）より、CO_2 は酸ではないけれども H^+ を放出する意味では酸として働き、また HCO_3^- は H^+ を受け取るため塩基と考えることもできます。すなわち、pH は CO_2 と HCO_3^-、すなわち酸と塩基によって決められているのです。

緩衝作用とは何だろう？

緩衝（バッファー）とは、溶液中に酸や塩基が加えられたときの pH の急激な変化を和らげる、緩衝する物質のことを言います。

$$H^+ + A^- \Leftrightarrow HA \quad \cdots\cdots 式(4)$$

式（4）では、H^+ が加えられてもバッファーである A^- が存在すれば HA となり、急激な H^+ の上昇が抑えられます。血液での緩衝系にはヘモグロビンや

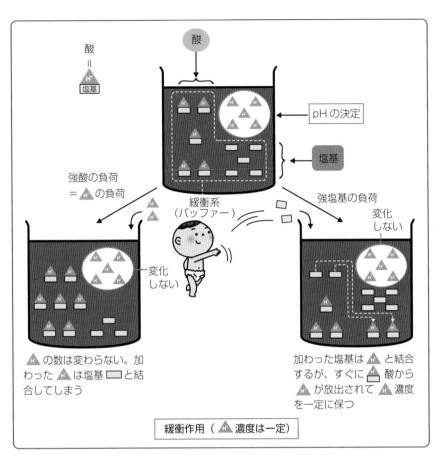

図 4-2●緩衝作用 （文献 1 より作成）

HCO_3^-、リン酸二水素イオン（HPO_4^{2-}）、血液蛋白の緩衝系がありますが、代表的な緩衝系は式（2）に示す重炭酸緩衝系です。

　この緩衝作用は、理解しにくい点の一つではないでしょうか？ **図4-2** を見てください[1]。強酸、すなわち H^+ の負荷があっても塩基と速やかに結合することにより、H^+ の量は変わりません。また、強塩基の負荷があっても H^+ とし、酸から速やかに H^+ が放出されるため、H^+ 濃度は一定に保たれます。

❷ pH に関する用語を整理しよう！

　体液の酸塩基平衡を理解するために、以下の 4 つの基本形を理解する必要があります。

- **酸血症（acidemia；アシデミア）：血中 pH ＜ 7.35 の状態**
- **アルカリ血症（alkalemia；アルカレミア）：血中 pH ＞ 7.45 の状態**
- **アシドーシス（acidosis）：pH を下げる病態**
- **アルカローシス（alkalosis）：pH を上げる病態**

中性とは？

　蒸留水は化学的に中性ですが、式（1）より、pH＝−log［H$^+$］＝7.00 から計算すると、H$^+$濃度は 100nmol/L となります（1mol＝10^{3}mmol＝10^6μmol＝10^{9}nmol）。

　しかし、生体内では pH 7.4 が中性です（**基準値 7.35〜7.45** と考えます）。また、細胞内 pH は 7.0〜7.2 程度に保たれています（血中より少し酸性ですね）。細胞内で産生された有機代謝産物のほとんどは酸性であり、この pH の差を利用して細胞内から細胞外に移行すると考えられています。血液 pH が酸性に傾いて **pH が 7.35 を下回った状態を酸血症**（アシデミア、acidemia）、アルカリ性に傾き **pH が 7.45 を上回った状態をアルカリ血症**（アルカレミア、alkalemia）と呼びます。また、**体内に H$^+$が蓄積する異常な病態をアシドーシス（acidosis）、H$^+$が減少する異常な病態をアルカローシス（alkalosis）**と呼びます。アシドーシスが単独に存在すればアシデミアになりますが、代償機転が働くとアシドーシスであっても pH が 7.4 となる病態も起こりえます。

pH の変化の原因をどう判断する？

　pH の変化の原因は CO_2 によるものか（**呼吸性**）、重炭酸イオン（HCO_3^-）によるものか（**代謝性**）を判断します。

　式（3）で示したように、pH は CO_2 と HCO_3^- で決定されます。代償性変化も含めた実際の臨床での評価を**表 4-2** に示します[2]。

表 4-2 ● 代償性変化を含めた実際の臨床での評価

一次性の異常	一次性の変化	初期のpH変化	代償性の変化	最終的pH変化
代謝性アシドーシス	HCO_3^- ↓	pH ↓↓	PCO_2 ↓	pH ↓
代謝性アルカローシス	HCO_3^- ↑	pH ↑↑	PCO_2 ↑	pH ↑
呼吸性アシドーシス	PCO_2 ↑	pH ↓↓	HCO_3^- ↑	pH ↓
呼吸性アルカローシス	PCO_2 ↓	pH ↑↑	HCO_3^- ↓	pH ↑

Q　酸塩基平衡の評価の仕方を教えてください。

4

酸と塩基のバランスを理解しよう！

A　問題：次の血液ガスの所見がアシデミアかアルカレミアを判定してください。HCO_3^- と CO_2 のどちらの変化が pH 変化の原因かを説明してください。

●血液ガス

pH 7.32、PCO_2 28mmHg、HCO_3^- 14mmol/L

　血液ガスデータは pH、PO_2、PCO_2、HCO_3^- で構成されていますが、新生児では動脈血ではなく毛細血管血（混合静脈血）、あるいは静脈血で検査されることが多く、PO_2 は参考程度として扱われることが多いでしょう。

　まず、酸塩基平衡の基準は pH で、**正常 pH は 7.40 ± 0.05** です。これは覚えてください。これよりも pH が上昇すれば血液が正常よりもアルカリ性に傾いているアルカレミアであり、これよりも低下して酸性に傾いていればアシデミアになります。化学的には中性は 7.00 ですが、血液ガスでは 7.40 を中心に上昇すればアルカレミア、低下すればアシデミアと呼びます。ちなみに細胞内 pH はほぼ中性（7.00）です。pHとは H^+ 濃度のマイナスの常用対数であり〔式（1）〕、pH が上昇すれば H^+ 濃度が低下（アルカリ性に傾く）することを意味します。逆に pH が

低下すれば H⁺ 濃度が増加（酸性に傾く）することであり、**H⁺ 濃度と pH は逆に動くことを覚えましょう**（式にマイナスがついているので当然ですが）。この症例は pH が 7.32 と低く、**アシデミアである**ことがわかります。

　血液の pH を決定しているのは、Henderson-Hasselbalch の式（3）からわかるように、CO_2 と HCO_3^- の濃度です。pH を決定する因子は、その 2 つのパラメータの比が重要であるということです。つまり、HCO_3^- 濃度が分子に、CO_2 濃度が分母にある比が pH と比例しているということです。式（3）に示したように、どちらかが変化すれば必ず pH は変化します。さらに、その両方が変化すれば混合性酸塩基平衡障害という状態も存在します。まず、アシデミアあるいはアルカレミアの原因が HCO_3^- の変化によるものか、CO_2 の変化によるものかを判定します。

　この症例の pH は 7.32 と正常値（7.40±0.05）よりも低下しています。しかし、PCO₂ の低下が原因だと仮定すると、pH は上昇するはずです（呼吸性アルカローシス）。ところがこの症例では pH が低下しています。これはおかしいですね。次に HCO_3^- を見てみると、正常の 24 に比べて低下しています。**表 4-2** を見るとわかるように、HCO_3^- の低下が pH の低下を引き起こしている、代謝性アシドーシスの状態です。したがって、この症例の血液ガスの異常は HCO_3^- の低下が基本にある、つまり代謝性アシドーシスが基本にあると理解できます。

　それでは、CO_2 はなぜ変化したのでしょうか？ これが呼吸性の代償作用の結果です。つまり、HCO_3^- の低下による pH 変化をなるべく少なくするために、呼吸を早くして CO_2 を肺から排泄して PCO₂ を低下させたのです。この代償作用は完全には pH を正常化させることはできません。代謝性アシドーシスに対する呼吸性代償は約 30 分後に始まり、12〜24 時間で完成すると考えられています。

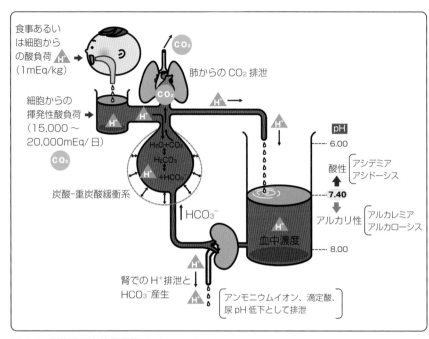

図 4-3●緩衝作用と代償機構（文献１より作成）

pH の恒常性維持のための緩衝作用と代償機構

　図 4-3 は非常に良くできています[1]。図に示すように、生体は日々の食事や活動により常に揮発性の酸を産生し（15,000〜20,000mEq/ 日）、また細胞から産生される酸にもさらされており（1mEq/kg）、またさまざまな病態での酸・塩基の負荷が生じています。これらの負荷に対する恒常性を維持し、pH を 7.35〜7.45 に維持しなければ生存できません。その恒常性維持のためには２つのステップがあり、１つが**重炭酸を中心とした緩衝作用**、もう１つが**腎での酸排泄などによる代償機構**です。

　緩衝作用のうち最も重要なものが**重炭酸系**です。突然の酸負荷があったとき、腎での酸排泄が働く前の pH の低下を防ぐために数分から数時間で反応すると考えられています。つまり、**緩衝作用は迅速であり、代償機構が働くのはもっとゆっくりとした、時間のかかる反応**と考えられています。

❸ base excess は何を意味する？

Base excess（BE）は、正常 PCO_2（40mmHg）、正常体温（37℃）の条件下で、検査血液の pH を正常 pH（7.40）に戻すのに必要な酸の量を mmol/L で示したもので、その正常値は 0±2mmol/L です。一般的には pH、PCO_2、PO_2、ヘモグロビン濃度から計算して求められます。Base excess は全緩衝塩基を表す計算値で、HCO_3^- で考える方が理論的と言えます。ただ、メイロン®の投与量を計算するときには一般的には base excess が必要ですね（下記「豆知識」参照）。

血液ガス豆知識　メイロン®の投与基準と投与方法

メイロン® は、大塚製薬工場が製造している重炭酸ナトリウム注射薬の商品名であり、7%製剤と 8.4%製剤があります。先に発売された 7%製剤の組成は $NaHCO_3$ として 833mEq/L（これは Na^+ 濃度も HCO_3^- 濃度も 833mEq/L ということ）で、その後、1,000mEq/L（1mEq/mL）の組成の 8.4%製剤が発売されました。pH は 7.9（7.0〜8.5）で、生理食塩水との浸透圧比は 7%製剤では約 5、8.4%製剤では約 6 と高く、投与に際して注意を必要とします。HCO_3^- は式（2）のように緩衝系として重要な働きを担っています。

当然ですが、メイロン® は呼吸性のアシドーシスには禁忌です。式（2）より、メイロン® を投与することで式が左方向に進み、CO_2 は増加します。したがって、十分な換気により CO_2 を排泄できることが投与の前提になります。また、以下の理由により国際蘇生法連絡委員会（International Liaison Committee on Resuscitation；ILCOR）は、蘇生におけるルチーンでのメイロン® 投与は推奨していません。
①HCO_3^- 投与により酸素解離曲線が左方移動し、組織における酸素の供

給を阻害する。

②高ナトリウム血症および、それに伴う高浸透圧血症を引き起こす。

③過剰な CO_2 が血液脳関門を通過し、心筋細胞に拡散し、細胞内アシドーシスを引き起こす。

　細胞外液量を考慮し、メイロン® の投与量は以下のように計算されます。

**　必要量（mEq）＝不足塩基量（base deficit：mEq/L）×体重（kg）×0.3**

　上記の半量（half correct）を、浸透圧の関係から、蒸留水で２倍に希釈して緩徐に投与します（投与時間はその時の状態によります）。

　投与の際の注意点を以下に挙げます。

①高ナトリウム血症

②細胞内アシドーシス（換気に注意する！）

③低カリウム血症（過剰投与による代謝性アルカローシスによる）

④配合により結晶化する（メイロン® は強アルカリ性であり、特にカルシウムイオンと混合すると確実に沈殿を生じ、輸液ラインが閉塞する）

⑤皮下に漏れないように、投与部位には十分注意する（壊死を起こしやすい）。

4

酸と塩基のバランスを理解しよう！

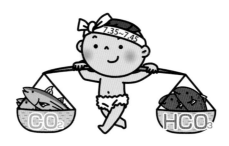

❹ アニオンギャップが増えるのはどんなとき？

アニオンギャップ（anion gap；AG）は通常、代謝性アシドーシスの鑑別に有用です。ところで、アニオンギャップとは何でしょうか？ 生体内に存在する陽イオンと陰イオンは常に同量です（**図4-4**）。アニオンギャップとは、**血液中の測定された陽イオンと陰イオンの差**であり、次の式で計算されます。

$$AG = [Na^+] - [Cl^-] - [HCO_3^-]$$

アニオンギャップの正常値は 12±2mEq/L で、**図4-5** に示すように、アニオンギャップは、未測定の陽イオン（カリウム、カルシウム、マグネシウムなど）と未測定の陰イオン（アルブミン、リン酸塩、尿酸塩、硫酸塩など）との差です。前述したように、アニオンギャップは代謝性アシドーシスの鑑別に有用であり、pHや［HO₃⁻］が低下しているとき、例えば乳酸アシドーシス（乳

Q 細胞内外でのイオン組成の違いについて教えてください。

A 最近の血液ガスの測定器では電解質も同時測定できることがほとんどです。**図4-4** のように、まず細胞内液のイオン組成は、陽イオンとしては K^+ が大部分で、約150mEq/L を占め、その他には Mg^{2+}、Na^+ などがあります。陰イオンは蛋白、種々のアミノ酸、リンなどで、細胞内の Cl^- は約20mEq/L、HCO_3^- は約10mEq/L とされています。

細胞外液のイオン組成は、陽イオンは主に Na^+、陰イオンは Cl^- と HCO_3^- から成ります。**図4-4** のように、細胞内外でイオン濃度に大きな違いがあることがわかります。このことは、さまざまな病態を理解する上での基本となります。また、細胞内外では陽イオン・陰イオンの濃度は電気的に中性にするために等しくなっています。

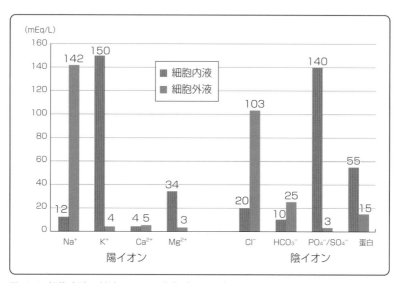

図 4-4 ● 細胞内液・外液のイオン濃度（mEq/L）

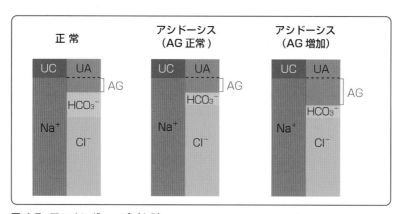

図 4-5 ● アニオンギャップ（AG）
左が正常、中央は AG が正常の代謝性アシドーシス、右は AG が増加する代謝性ア
シドーシスを示しています。
UC；unmeasured cations：未測定の陽イオン、UA；unmeasured anions：
未測定の陰イオン

4

酸と塩基のバランスを理解しよう！

血液ガス
豆知識

pH の変化と血清カリウム値

Q：生後 12 時間の超低出生体重児で呼吸性アルカローシス（PCO₂ 30mmHg）のため人工換気の回数を下げようとしたところ、先輩から血清カリウム（K）の値を質問されました。何か関係があるのでしょうか？

　電解質の中で最も酸塩基平衡の影響を受けるのが K^+ です。K^+ が他の電解質と大きく異なる点は、以下の 3 点です。

①容易に細胞内外を移動する。

②細胞内に著しく大量に存在する（図 4-4）。

③生理的に許容される細胞外濃度が狭く、細胞外濃度の異常を起こしやすく、また致命的となりやすい。

　通常、細胞外液の pH が 0.1 変化すると、K^+ 値は pH の値とは逆に約 0.3mEq/L 変化すると言われています（表 4-3）。この表からわかるように、アシドーシスでは呼吸性より代謝性が、アルカローシスでは逆に呼吸性が血清 K^+ をより大きく変化させます。

　具体的に考えてみましょう。Q のように呼吸性アルカローシス（PCO₂ 30mmHg）の pH 7.5 から換気回数を下げて、仮に pH 7.2 の呼吸性アシドーシスになってしまった場合、K^+ は約 1mEq/L 上昇することに

表 4-3●急性期酸塩基平衡障害における血清カリウムの変化

	血清K^+の変化（mEq/ L）（Δ pH 0.1 当たり）
代謝性アシドーシス	0.24～1.7 上昇
呼吸性アシドーシス	0.04～0.3 上昇
代謝性アルカローシス	0.09～0.42 低下
呼吸性アルカローシス	0.13～0.42 低下

なります。生後 12 時間ではもともと高カリウム血症が存在することが多く、また潜在的に代謝性のアシドーシスの合併も認められれば、さらに高カリウム血症が進行し、心機能に大きな影響を与えることになるでしょう。

　K$^+$代謝は主に、腸管での吸収経路、腎での排泄経路、細胞内外間でのバランスによって調整されています。**表 4-3** に示すような pH の急激な変化により K$^+$に影響を与えるのは細胞内外への移動であり、急性アシドーシスにおける高カリウム血症は、主に Na$^+$-K$^+$-ATPase の活性低下による細胞外への K$^+$の放出と考えられています。

表 4-4●アニオンギャップ（AG）による代謝性アシドーシスの鑑別

AG の増加するもの	・乳酸アシドーシス ・ケトアシドーシス ・アスピリン、メタノールなどの薬物中毒
AG が正常なもの	・下痢 ・尿細管性アシドーシス ・間質性腎炎 ・アセタゾラミド投与

酸塩の増加）や糖尿病性ケトアシドーシス（ケト酸の増加）では未測定の陰イオンが増加するためアニオンギャップは増加します（**図 4-5** の右）。一方、下痢や尿細管性アシドーシスの場合は未測定の陰イオンは増加せず、電気的な中性を保つために［Cl$^-$］が増加し、アニオンギャップは正常のままです（**図 4-5** の中央）。アニオンギャップによる代謝性アシドーシスの鑑別疾患を**表 4-4** に示します。また、未測定の陰イオンの代表がアルブミンであり、血清アルブミンが 1g/dL 低下するとアニオンギャップが 2.5mEq/L 下がりますが、低アルブミン血症などの特殊な状態を除けば、アニオンギャップが減少することは通常はありません。

酸と塩基のバランスを理解しよう！

4

血液ガス
豆知識

「pH」を何と読む？
ピーエイチ？ ペーハー？

　ペーハーは、ドイツ語読みです。日本医学がドイツ医学を手本にして
いたため、以前はペーハーと読んでいたようです。しかし、教科書に掲
載する用語の基準となる『学術用語集』（1986 年増訂 2 版）に「pH」
の読み方として「pii-eiti」と掲載されているため、最近はピーエイチと
読むことが一般的とされています。

●

　血液 pH 理解の奥は深いですが、以上のことを理解して他の項も読んでいた
だければ、通常の臨床で困ることはほとんどありません。ただ、血液ガス単独
では判断しないで、バイタルサインを把握して、身体所見・検査所見と総合し
て今起こっている病態をまず理解し、血液ガスの結果を見て、常にその奥に潜
む最終的な病態を考え皆と議論するようにすれば、その知識がますます深まる
と思われます。

●引用・参考文献

1）飯野靖彦. 一目でわかる血液ガス. 第 2 版. 東京, メディカル・サイエンス・インターナショナル,
　　2013, 36-7, 40-1.
2）五十嵐隆. 小児の酸塩基平衡調節機構とその異常　酸・塩基とは. 小児内科. 29（5）, 1997, 770-4.

（國方徹也）

血液ガスと病態の関係を理解しよう！

❶ 血液ガスデータの基準値をおさらいしよう！

酸塩基平衡の解釈に必要なのは？

　血液中の pH は生体機能を維持するために 7.40±0.05 のとても狭い範囲に調節されています。生体を維持する細胞の機能において、pH はほぼ中性（7.00）に保たれなければなりません。しかし、生体の活動に伴い細胞内で有害代謝産物として酸（H^+）が産生されます。そこで血液 pH を厳密にコントロールして 7.40 とややアルカリ性に傾けることで、pH の差により細胞内から細胞外への酸の移行を促すとされています。これら**生体内での酸性とアルカリ性のバランス**を「**酸塩基平衡**」と言います。酸塩基平衡を理解するのに必要なパラメータには、pH、PCO_2、HCO_3^-、PaO_2、BE（base excess）の 5 つがあります。

　血液ガスデータを読む場合、本来、動脈血をサンプルとして用います。しかし新生児医療では、動脈採血には熟練を要し、採血量も多く、一般的には動脈ラインの留置が必要となり、感染のリスクも増します。そこで、血液ガスのサンプリングに毛細管血、静脈血を用いることが多いと思います。動脈血と比較すると、静脈血の方がやや pH が低く、PCO_2 が高く、HCO_3^- と BE はほとんど変わりません。**表 5-1**[1)]ならびに**表 5-2** に成人、新生児における各パラメータの指標を示します。これはあくまでも指標ですが、新生児の治療では、pH はやや幅広く、PO_2 は低めに、PCO_2 はやや幅広く、SpO_2 は低めを目標とします。

表 5-1●臍帯血液ガスの正常値

	臍帯動脈		臍帯静脈	
	平均	範囲	平均	範囲
pH	7.28	7.15～7.43	7.35	7.24～7.49
PCO_2 (mmHg)	49.2	31.1～74.3	38.2	23.2～49.2
PO_2 (mmHg)	18	3.8～33.8	29.2	15.4～48.2
HCO_3^- (mmol/L)	22.3	13.3～27.5	20.4	15.9～24.7

（文献 1 より転載）

表 5-2●血液ガス正常値

	正期産児（生後 3 時間）（動脈血）	早産児の治療中の至適範囲（動脈血）	成人（動脈血）
pH	7.20～7.4	7.2 << 7.5	7.35～7.45
PCO_2 (mmHg)	35～50	30～54	35～45
PO_2 (mmHg)	55～80	50～80	> 70
HCO_3^- (mmol/L)	20～25	20～24	22～26
BE (mmol/L)	－ 8～－ 2	＞－ 10	－ 2～＋ 2
SaO_2 (%)	94～96	急性期：＜ 94 慢性期：95～98	93～98

❷ 酸塩基平衡を保つしくみ：緩衝と代償

緩衝とは？

　体内の酸塩基平衡は**「産生」「排泄」「緩衝」**により保たれています（**図 5-1**）。体内で産生される酸には、**揮発性酸**と**不揮発性酸**の 2 つがあります。揮発性酸は主に二酸化炭素（CO_2）で、炭水化物や脂肪の燃焼で生じます。一方、不揮発性酸は蛋白質の代謝により産生されるリン酸や硫酸などです。揮発性酸（CO_2）は血液中に排泄され、H^+ と HCO_3^- の形で肺に運ばれ、呼気として排出されます。また、不揮発性酸は強酸なので、そのまま血中に排出される

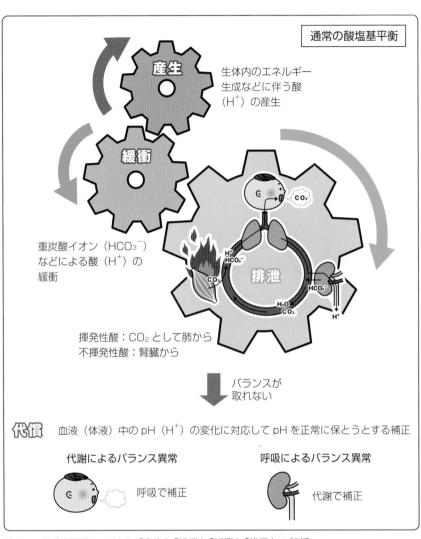

産生 ── 生体内のエネルギー
生成などに伴う酸
（H^+）の産生

緩衝

重炭酸イオン（HCO_3^-）
などによる酸（H^+）の
緩衝

排泄

揮発性酸：CO_2 として肺から
不揮発性酸：腎臓から

バランスが
取れない

代償　血液（体液）中の pH（H^+）の変化に対応して pH を正常に保とうとする補正

代謝によるバランス異常　　　　　呼吸によるバランス異常

呼吸で補正　　　　　　　　　　　代謝で補正

図 5-1 ● 酸塩基平衡における「産生」「排泄」「緩衝」「代償」の関係

と血液は大きく酸性に傾きます。それを防ぐために腎臓は重炭酸イオン
（HCO_3^-）を産出し、不揮発性酸由来の H^+ と結合させ、H_2O と CO_2 という形
にします。最終的に腎臓から H^+ のみ尿中に排泄されます。
　緩衝とは、産生された酸（H^+）が細胞機能を障害しないために、体内の塩

5

血液ガスと病態の関係を理解しよう！

基などがクッションとなり pH を元の状態を維持しようと働くことです。**代表的な緩衝系は重炭酸イオン（HCO_3^-）を介したもので、一定程度は体内で産生された酸（H^+）と速やかに反応し血中の pH を一定に保ちます** [2]。

代償とは？

　血液の pH を一定に保とうとする働きは緩衝だけではなく、もう一つ、**代償**と呼ばれるものがあります。**図 5-2** で示したように、pH は CO_2 の排泄量と HCO_3^- の排泄量によってバランスをとっています。過呼吸などで CO_2 が多く

血液ガス豆知識

ここでちょっと大事なポイント！常に up-to-date の知識を身に付けよう！

　早産児の酸素管理では、採血回数を減らすため、動脈血酸素分圧（PaO_2）ではなく、通常、経皮的動脈血酸素飽和度（SpO_2）を指標とします。SpO_2 が低い方がより未熟児網膜症（retinopathy of prematurity；ROP）や慢性肺疾患（chronic lung disease；CLD）の発症は少ないと言われます。そのため一時、より低い酸素飽和度（SpO_2 < 90%）が推奨された時期がありました。ところがその後、2010 年に早産児を対象にランダム化比較試験が行われました。そこで、低 SpO_2 群（SpO_2：85〜89%）の方が、高 SpO_2 群（SpO_2：92〜95%）よりも重症 ROP は少なく、CLD も少ないという結果が出ました [3]。しかし、死亡退院は低 SpO_2 の方が多かったのです。そこで現在では、早産児の治療ではあまりに低い SpO_2 は推奨されなくなりました。近年の海外のガイドラインによると、早産児の急性期以降の SpO_2 はヨーロッパでは 90〜94% [4]、米国では 90〜95% [5] をターゲットとするよう推奨されています。しかしながら、早産児に対するパルスオキシメータ測定精度が不明であったり、理想的な SpO_2 目標範囲はいまだ不確実であったりするため、今後の検討が必要とされています。

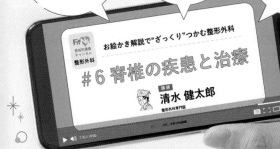
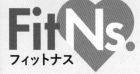

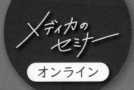

実際的な知識をわかりやすく！

メディカのセミナー オンライン

急性期ケアにおける輸液管理～4つの輸液 編～

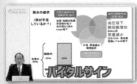

プランナー・講師　丸山 一男

「あやふや知識」ともサヨナラ―
「納得の輸液」を身につけよう！

どうしてバイタルチェックするの？
輸液中の患者観察のポイントは？

#4つの輸液

収録時間 約130分	スライド資料 50ページ
視聴 2023年1/31まで	受付 2022年12/31まで

バイタルサイン・ABC・モニタリングのオキテ

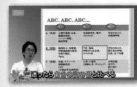

プランナー・講師　古川 力丸

"急変させない"ことが重要！
すべての急変は、
防ぎえるものなのです！

知っておくべきポイントが印象に残る解説！

#バイタル

収録時間 約130分	スライド資料 21ページ
視聴 2023年2/28まで	受付 2023年1/31まで

新生児のからだのみかた

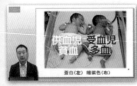

プランナー・講師　中西 秀彦

赤ちゃんが出すサインのウラに、何が隠れている？
これって正常？ それとも異常サイン？
病態生理がわかっていなければ、
プロとしての観察とは言えない！！

#新生児からだ

収録時間 約200分	スライド資料 96ページ
視聴 2023年2/28まで	受付 2023年1/31まで

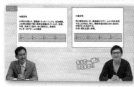
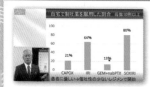
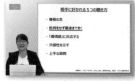

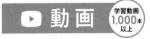

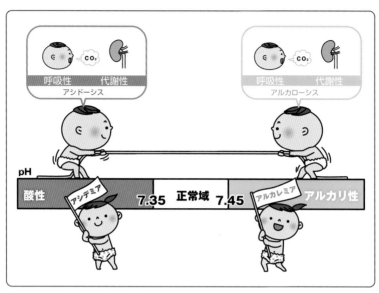

図 5-2 ● アシドーシスとアルカローシス

排出され PCO_2 値が低下すれば、pH はアルカリに傾きます。このように、**血液がアルカリ性に傾いている状態をアルカレミアと呼び、血液をアルカリ性にするような病態をアルカローシスと呼びます**。逆に換気不全などで PCO_2 値が上昇すれば、pH は酸性に傾きます。このように酸血症、すなわち**血液が酸性に傾いている状態をアシデミアと言い、血液を酸性にするような病態がアシドーシス**です。

　これらの酸塩基平衡の異常には、**呼吸性アシドーシス、呼吸性アルカローシス、代謝性アシドーシス、代謝性アルカローシス**の４つと、これらが混在した**混合性酸塩基平衡障害**があります（**図 5-2**）。臨床では多くの場合、混合性酸塩基平衡障害となります（**図 5-3**）[6]。具体的には STEP6 で説明します。代償とは、このバランスが壊れたとき、血液 pH の変化を正常に近づけようと、肺（CO_2 の排泄量）と腎臓（H^+ の排泄と HCO_3^- の再吸収）が互いに調節を図る生体の防御反応のことです[2, 7]（**図 5-1**）。

　酸塩基平衡を調節する代償には、大きく分けて、**①呼吸による CO_2 の調節**と、**②腎による HCO_3^- の調節**の２つがあります。①の呼吸による CO_2 の調節

5

血液ガスと病態の関係を理解しよう！

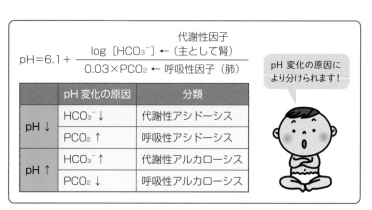

図 5-3●酸塩基平衡障害の種類（文献6より改変）

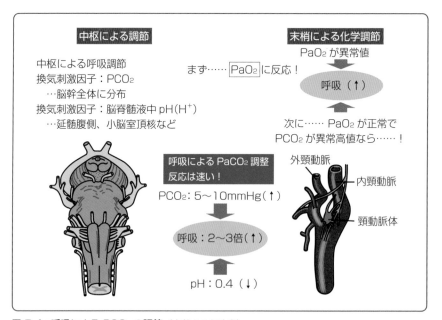

図 5-4●呼吸による PCO₂ の調節（文献8より改変）

は、主に延髄と末梢の化学受容体によって行われます（**図 5-4**）[8]。この反応は**急速**に行われます。一方、②の腎による調節は、H⁺、すなわち酸を体外に排泄し、HCO₃⁻、すなわち塩基を再吸収＝体内に取り込むものです（**図 5-5**）。

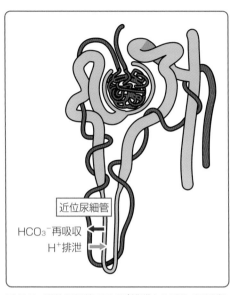

近位尿細管

HCO₃⁻再吸収
H⁺排泄

図 5-5 ● 近位尿細管での H⁺排泄と HCO₃⁻再吸収

この反応は比較的**ゆっくり**起こります。そこで大事なポイントです！

①呼吸による代償はすぐに起こるために、急性、慢性の代償と区別しない。
②腎臓による代償は急性の代償と慢性の代償の 2 段階でゆっくり行われる。

　まず、①について説明します。HCO₃⁻が減少して pH が低下すると、呼吸性の代償機転が働きます。すなわち、呼吸回数は増加し、PCO₂ が減少し、pH は正常値に近づきます。HCO₃⁻が増加した場合は逆に呼吸回数が減少し、PCO₂ は増加します。この代償の反応は、延髄の呼吸中枢が反応してすぐに起こります[8]。すなわち、代謝性の酸塩基平衡の障害に対する呼吸性の代償は急速に起こります。例えば新生児では、先天性の代謝疾患や敗血症で、代謝性アシドーシスとなることがあります。このときすぐに多呼吸が見られます。時に肺・気道の病気と勘違いされることがあります。

　一方、PCO₂ の増減に対しては、②の腎臓における HCO₃⁻の増減により pH を調整しようとします。しかし、腎臓での HCO₃⁻再呼吸が増加するまでには

5

血液ガスと病態の関係を理解しよう！

表 5-3●代償性変化の限界

病態	代償性変化	限界値
呼吸性アシドーシス	HCO_3^-（↑）	急性：HCO_3^- = 30mmol/L 慢性：HCO_3^- = 42mmol/L
呼吸性アルカローシス	HCO_3^-（↓）	急性：HCO_3^- = 18mmol/L 慢性：HCO_3^- = 12mmol/L
代謝性アシドーシス	CO_2（↓）	PCO_2 = 15mmHg
代謝性アルカローシス	CO_2（↑）	PCO_2 = 60mmHg

数日を要します。例えば PCO_2 が上昇すると、pH の低下（H^+ の上昇）がすぐに認められます。これに対し、まず重炭酸緩衝系による HCO_3^- の増加で代償しようとします。HCO_3^- が **30mmol/L まで**なら**急性の代償**で可能ですが、通常、腎臓による代償反応は呼吸による代償に比べるとゆっくりで、6〜12時間後から始まり、48〜72時間でピークに達します。しかし、それ以上であれば慢性の代償が必要となり、代償が終了するまで時間を要します。さらに**慢性の代償も HCO_3^- が 42mmol/L までが限界**です。すなわち、換気障害で PCO_2 が増加した場合、代償にはゆっくりとした時間が必要になります。そのため、換気障害を呼吸器などでサポートしない限り、急な pH の改善にはなりません[2, 6, 7]。

　このように、**代償性変化にはそれぞれ限界値が存在し、限界値を超えた代償は行われません**（**表 5-3**）。代償はあくまでバランスをとるための反応ですから、元々の状態以上に戻す（例：アシドーシスを代償しすぎてアルカローシスになる）ことはありません。

❸ 酸塩基平衡はどう読んだらいい？

　図 5-3 に示した酸塩基平衡障害を詳しく説明します[7]。それぞれの酸塩基平衡障害の原因を**表 5-4** に、代償性変化の流れを**図 5-6** に示します。

表 5-4 ● 酸塩基平衡障害の原因

呼吸性アシドーシス	肺・気道の病変	● 新生児呼吸窮迫症候群 ● 胎便吸引症候群 ● 新生児一過性多呼吸 ● 肺炎 ● 喉頭・気管・気管支軟化症
	肺うっ血	● 症候性動脈管開存症 ● 肺血流増加型の先天性心疾患
	神経筋疾患	● 筋緊張性ジストロフィーなど
	中枢神経系の抑制、無呼吸	● 薬物、未熟児無呼吸発作など
呼吸性アルカローシス	● 低酸素血症 ● 軽度の肺・気道病変 ● 敗血症、発熱などによる過呼吸 ● 過剰な人工呼吸器設定	
代謝性アシドーシス	アニオンギャップ上昇	● 乳酸アシドーシス ● ケトアシドーシス
	アニオンギャップ正常	● 下痢・脱水 ● 腎不全・尿細管機能障害
代謝性アルカローシス	HCO_3^- の血液中への流入	● 重炭酸ナトリウム投与
	HCl の喪失	● 嘔吐、胃液吸引 ● 肥厚性幽門狭窄症
	HCO_3^- の尿細管での再吸収促進	● 利尿薬投与

5
血液ガスと病態の関係を理解しよう！

呼吸性アシドーシス

　一次性の変化は PCO_2 増加によるものです。その結果、pH が低下し、アシデミアとなります。代償性に腎臓から HCO_3^- の排泄を抑制し HCO_3^- を貯留することで、pH を正常化しようとします。この代償は**ゆっくりと**起こります。

呼吸性アルカローシス

　一次性の変化は PCO_2 低下によるものです。その結果、pH が上昇し、アルカレミアとなります。代償性に腎臓から HCO_3^- の排泄を促し、HCO_3^- を減少させることで pH を正常化しようとします。この代償も**ゆっくり**起こります。

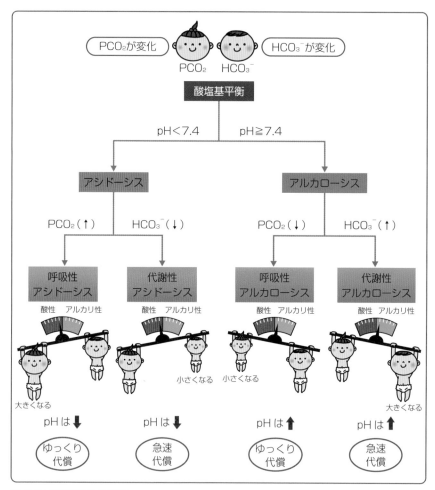

図 5-6●代償性変化の流れ

代謝性アシドーシス

　一次性の変化は HCO_3^- 低下によるものです。その結果、pH が低下してア
シデミアとなります。代償性に PCO_2 を低下させ、pH を正常化しようとしま
す。臨床的には**過換気**となります。この代償は**急速**に起こります。

代謝性アルカローシス

　一次性の変化は HCO_3^- の増加によるものです。その結果、pH が上昇し、アルカレミアとなります。代償的に PCO_2 を上昇させ、pH を正常化しようとします。臨床的には**低換気**となります。代謝性アルカローシスは、過剰の HCO_3^- が血液中に入るか（重炭酸ナトリウム投与）、HCl が喪失する（肥厚性幽門狭窄症による頻回の吐乳・嘔吐など）ために起こります。

❹ 血液ガスはどう読んでいったらいい？

　実際の血液ガスは次のようなステップで読んでいきましょう。

①アシデミア（酸血症）なのか？ アルカレミア（アルカリ血症）なのか？

　pH が 7.35 よりも酸性に傾いていればアシデミア、pH が 7.45 よりもアルカリ性に傾いていればアルカレミアです。

②酸塩基平衡の異常が HCO_3^- の変化によるものか、PCO_2 の変化によるものか？

　図 5-1 に示すように、HCO_3^- の変化によるものであれば代謝性の酸塩基平衡障害、PCO_2 の変化によるものであれば呼吸性の酸塩基平衡障害です。また、HCO_3^-、PCO_2 ともに変化していれば、混合性の酸塩基平衡障害です。それぞれの原因となる疾患、病態については**表 5-4** を参考にしてください。

③呼吸性障害と代謝性障害の合併（混合性障害）の状態を、代償性変化を計算することで判断する

　代償性変化の程度から、それが適切な代償反応かどうかを判断します。つまり、代謝性アシドーシスがあれば呼吸中枢を刺激し、PCO_2 が低下します。呼吸性アシドーシスがあれば、腎臓での HCO_3^- 再吸収により HCO_3^- が増加します。これは酸塩基平衡障害ではなく、生理的な代償反応です。この反応の範囲を逸脱しているときは、他の酸塩基平衡障害が合併している可能性を考慮する

必要があります（計算式は p.138 の表を参照）。

④血液ガス所見と現病歴、身体所見、検査所見を総合して、最終的な病態生理
を理解して診断する

では、以下のコラムで症例をもとに、①～④のステップで酸塩基平衡障害を
読み解いてみましょう！

【症例】酸塩基平衡障害を読み解こう！

在胎 39 週 6 日、4,105g で出生した男児。Apgar スコア 9 点（1
分）/10 点（5 分）。早期母子接触の後、母児同室となりました。生後、
直母による哺乳は良好で、活気もありました。日齢 4、突然の多呼吸、
呼吸障害を認め、血液ガス分析を施行。血液ガス分析結果は以下のとお
りです。

●動脈血液ガス分析

pH 7.135（↓）、$PaCO_2$ 23.4mmHg（↓）、PaO_2 85mmHg、
HCO_3^- 12mmol/L（↓）、BE − 19.6（↓）、Na^+ 135mEq/L、
K^+ 4.5mEq/L、Cl^- 101mEq/L

※低値：（↓）、高値（↑）

この症例における酸塩基平衡障害を読み進めると、

①アシデミアなのか？ アルカレミアなのか？

➡ pH 7.135 < 7.35 で、アシデミアです。

②酸塩基平衡の異常が HCO_3^- の変化によるものか、PCO_2 の変化による
ものか？

➡児は①のとおりアシデミアです。$PaCO_2$（↓）なのに対して、

HCO_3^-（↓）であり、アシデミアの原因は代謝因子です。よって一次的に代謝性アシドーシスに至っていると診断されます。

③呼吸性障害と代謝性障害の合併（混合性障害）の状態を、代償性変化を計算することで判断します。また、代償性変化の程度から、それが適切な代償反応かどうかを判断します。

→代謝性アシドーシスの場合の呼吸性代償は、HCO_3^-の正常値を24mmol/L とすると、

$PCO_2 = (1～1.3) × \Delta HCO_3^- = (1～1.3) × (24-12) = 12～15.6$

$23.4 + (12～15.6) = 35.4～39$

以上のように、ほぼ正常範囲内に収まります。よって、呼吸性代償は適切に行われていることになります。

④血液ガス所見と現病歴以降の身体所見、検査所見を総合して、最終的な病態生理を理解し、診断します。

この症例の情報を以下に追記します。

●身体所見

泣き声は弱く、活気なし。皮膚色は蒼白で四肢冷感あり。呼吸数 70/ 分と多呼吸あり。心拍 90/ 分で股動脈触知不良。収縮期心雑音 II/VI（左第 3-4 肋間、胸骨左縁）聴取

●入院時検査所見

GOT 563IU/L（↑）、GPT 167IU/L（↑）、LDH 6,598IU/L（↑）、Cr 1.43mg/dL（↑）、BUN 18mg/dL（↑）、WBC 14,200/mm^3、Hb 15.9g/dL、Plt 7.1 万 /mm^3（↓）、

乳酸値 25mg/dL（2.775mmol/L）（↑）

※低値：（↓）、高値（↑）

●入院時心臓超音波

大動脈縮窄症＋心室中隔欠損症、動脈管血流の減少

5

血液ガスと病態の関係を理解しよう！

●胸部エックス線

肺野は鮮明、異常陰影なし

　考えられる経過は以下のとおりです。

　大動脈縮窄症が存在し、動脈管による右左血流で体血流を維持していましたが、日齢4に動脈管の自然閉鎖に伴い、右左血流が途絶。体血流が維持できなくなり、循環不全から、蒼白、四肢冷感を認めました。末梢循環不全から代謝性アシドーシス（**表5-4**：乳酸アシドーシス）によるアシデミアとなり、呼吸性に代償したため多呼吸となりました。胸部エックス線所見および④の結果より、呼吸性の酸塩基平衡障害はなく多呼吸は代償によるものと診断されました。

　児はNICUに入院後、人工呼吸管理となり、PGE₁-CD製剤の使用により動脈管血流の再開通に至りました。ショックの改善を待って、大動脈縮窄症と心室中隔欠損症の根治術が施行されました。

　多呼吸・呼吸障害があるからといって、呼吸性の問題であるとは限りません。上記のように代謝性アシドーシスを呼吸性に代償した結果、多呼吸、呼吸障害が見られることもあります。この場合、臨床所見としては皮膚色の蒼白や四肢の冷感、頻脈などが参考となります。

●

　この項では、血液ガス分析の中でも特に酸塩基平衡を中心に、その解釈の仕方を述べてきました。ただし、臨床の現場において、血液ガス分析結果だけで診断・治療を進めないようにしましょう。血液ガス分析はあくまでも病態把握のために補助として行うものであり、治療介入の一次的な根拠とすべきではありません。例えば、多呼吸と強い呼吸障害の児において、「pHが正常でPCO₂が正常であるから経過を見ていました」という医師がいます。「多呼吸と呼吸障害があるけど、pHとPCO₂は保たれている」のではなく、「pHとPCO₂を保つために多呼吸と呼吸障害が見られる」と解釈すべきです。すなわち、血液ガス分析結果が正常であっても、呼吸障害の程度が強ければ換気のサポートが必要なのです。

Q 血液ガスのデータで、「急性期にはここだけは見たほうがよい」というポイントはありますか？

A 急性期における新生児の血液ガスデータは変動が大きいですし、最近の血液ガス分析器は pH、PCO_2、HCO_3^-、PaO_2、BE 以外にもたくさんのデータの表示があるので、困ってしまいますね。特に異常値がいくつか出たときには評価を迷うこともあるかと思います。そのような場合にはいったん、全体を見回す余裕を持ちましょう。

まず、正しく採取・検査された血液ガスデータかどうかの確認が重要です。動脈ラインからの採血では、正確に測れない要因がたくさんあります。ルート内の点滴により希釈されていないか、サンプルに凝固や気泡が混入していなかったか、血液ガス分析器の測定チューブ内に血餅が残存していないか、キャリブレーションエラーは記録されていないかなどを確認すべきです。まずはこれらの可能性を除外した上で、pH、PCO_2、HCO_3^-、PaO_2、BE が異常値かどうかを判断しましょう。判断に困ったときには基本に立ち返り、得られた血液ガスデータで赤ちゃんの症状が説明できるかを考える作業が大切です。

数字はあくまで状態の一つの目安ですから、赤ちゃんの症状、ほかのデータとの整合性を考えることで病態の理解が深まります。

Q 呼吸が未熟な赤ちゃんでは SpO_2 の変動が大きいです。血液ガスを取るタイミングを教えてください。

A 貧血による輸血や感染のリスクを減らすためにも、採血回数や採血量は減らしたいですね。しかし、未熟な児ほど血液ガスなどの変動が大きく、管理を行うときにジレンマを感じます。特に SpO_2 の変動があった場合には「赤ちゃんの状態が変化して生じているのか」、あるいは「機器の測定誤差の一部として変動しているのか」をベッドサイドで見極めるのは難しいことがあります。そのため、ほかの非侵襲的な生体測定値である呼気終末二酸化炭素濃度（$ETCO_2$）、経皮酸素分圧

血液ガスと病態の関係を理解しよう！

5

（TcpO$_2$）、経皮二酸化炭素分圧（TcpCO$_2$）などを併用したり、心拍、呼吸数、呼吸状態の変化など、バイタルサインの変動を逃さないことで、適切なタイミングで採血を行える可能性が高まります。

　そもそもSpO$_2$を細かく調整する目的は、侵襲性の低いSpO$_2$を目安として連続的に測定・管理することで、「低酸素による脳などの障害」と「過剰な酸素による活性酸素がもたらす障害」をどちらも予防したいという狙いがあります。そこで、ベッドサイドでリアルタイムに近赤外分光分析（near-infrared spectroscopy；NIRS）などを用いて脳内酸素化状態を評価したり、余分な酸素である活性酸素を測定したりと、児の体内での酸素動態を直接的に正確に把握する研究が進んでいます。

> **Q** 急性期の呼吸管理において、血液ガスの目標値はありますか？

A 児の後遺症なき生存を目標とするならば、急性期から少しでも良い環境を提供したいものです。しかしながら現時点では、急性期の呼吸管理における絶対的に正しい血液ガス管理目標値は存在しません。早産児（在胎23〜27週）における生後早期の低酸素血症、高酸素血症、低二酸化炭素血症、高二酸化炭素血症、酸血症の存在は、10年後のIQやその他の知能検査で機能障害を認める可能性が高くなるという報告があります[9]。この報告では在胎期間、生後日齢によりそれぞれの基準値が定義されていました。ただし、この検討は観察研究のみで介入はしていないため、「ほかに血液ガスが正常値から外れる理由があり、予後に影響した」か「血液ガスの管理が不十分なため、予後に影響した」かは判断できません。実際には血液ガス分析に関係する全身状態を管理しながら、呼吸管理として「できるだけ呼吸補助設定を低く」かつ「血液ガスデータが正常範囲に収まるよう」という難しいバランスで調整することになります。

Q 慢性肺疾患（CLD）の赤ちゃんでの血液ガスの目標値はありますか？

A 日本におけるガイドラインとして、2010年3月に発行された『改訂2版 科学的根拠に基づいた新生児慢性肺疾患の診療指針』があります[10]。血液ガスは頻回に測定できないためエビデンスを出すことが困難なので、連続的に記録可能なSpO₂で研究が進んでいます（本来は酸素運搬能で考えるべきですが）。酸素投与法に関しては、「出生後より数週間はSpO₂を95%未満で管理することが推奨される。生後数週間以降のSpO₂に関しては、一定の推奨はない（根拠の確かさC）」。また、「呼吸同調性の人工呼吸器を使用する場合、（中略）高二酸化炭素許容法は奨められない（根拠の確かさC）」とされています。ガイドライン策定から10年以上が経過していること、CLDの診断そのものも施設間で差があることなどから[11]、これらの知識のギャップを埋めるため、令和3年度より新たな厚生科学研究にてガイドラインの策定が試みられています。

Q 低体温療法のときの血液ガスはどう評価したらよいですか？

A 新生児低酸素性虚血性脳症(hypoxic ischemic encephalopathy；HIE)に対する低体温療法は近年、多くの施設に普及しています。全身冷却法では目標体温を33.5 ± 0.5℃、冷却期間は72時間とすることが標準治療です。低体温下で血液ガスはどのように管理したらよいのでしょうか。

　低体温療法を行っている間は、脳神経組織だけでなく全身の組織代謝が抑えられます。そのため酸素（O₂）消費と二酸化炭素（CO₂）産生は少なくなります。結果として、全身冷却を行う呼吸器設定のままでは低二酸化炭素血症を来しやすいので要注意です。

　一般的な血液ガス分析器は血液検体を37℃に温めて測定されていま

5

血液ガスと病態の関係を理解しよう！

す。**表5-5**に示すように、温度によってpH、PCO_2の数値は大きく変化することが知られています[12]。例えば低体温療法中に33.5℃の血液を測定した場合、血液ガス分析器による測定値（37℃）がPCO_2 40.0mmHgであったとしても、実際の患者さんの血液中（33.5℃）ではPCO_2 34.3mmHgと低二酸化炭素血症を来しています。低体温療法下でも管理する血液ガス目標値は常温管理でのpH、CO_2の正常範囲と同様とされています。そのためこのケースでは、低二酸化炭素血症を改善するための対応が必要です。

　以上のように、低体温療法を行う場合には低二酸化炭素血症によるアルカローシスを来しやすいとされるため、細やかな管理が必要です。

表5-5●低体温療法中の血液ガス

	37℃加温測定値	患児体温補正値（体温における本当の値）		
		34.5℃	33.5℃	30℃
pH	6.90	6.93	6.94	6.98
	7.00	7.03	7.04	7.08
	7.10	7.13	7.14	7.19
	7.20	7.23	7.25	7.29
	7.30	7.33	7.35	7.40
	7.40	7.44	7.45	7.50
	7.50	7.54	7.55	7.61
PCO_2	30.0	26.9	25.7	22.1
	35.0	31.4	30.0	25.8
	40.0	35.9	34.3	29.4
	45.0	40.3	38.6	33.1
	50.0	44.8	42.9	36.8
	55.0	49.3	47.2	40.5
	60.0	53.8	51.5	44.2
	65.0	58.3	55.8	47.9
	70.0	62.7	60.1	51.5

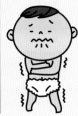

（文献12より転載）

　「多呼吸・呼吸障害は気道・肺病変であると信じ込まない！」ことが大切です。必ず感染症は除外しましょう。出生直後は元気で、日齢 1〜3 に急に多呼吸・呼吸障害、嘔吐、蒼白・四肢の冷感を認めた場合には、重篤な疾患が隠れていることが多いです。特に、大動脈縮窄症、代謝性疾患、副腎性ショック、重症感染症などに留意して診療にあたっていただきたいと思います。

●引用・参考文献

1) Yeomans ER, et al. Umbilical cord pH, PCO₂, and bicarbonate following uncomplicated term vaginal deliveries. Am J Obstet Gynecol. 151 (6), 1985, 798-800.

2) L. マーチン. わかる血液ガス. 第 2 版. 古賀俊彦訳. 東京, 学研メディカル秀潤社, 2000, 248p.

3) SUPPORT Study Group of the Eunice Kennedy Shriver NICHD Neonatal Research Network. Target ranges of oxygen saturation in extremely preterm infants. N Engl J Med. 362 (21), 2010, 1959-69.

4) Sweet DG, et al. European consensus guidelines on the management of respiratory distress syndrome - 2019 update. Neonatology. 115 (4), 2019, 432-50.

5) Cummings JJ, Polin RA, COMMITTEE ON FETUS AND NEWBORN. Oxygen targeting in extremely low birth weight infants. Pediatrics. 138 (2), 2016, e20161576.

6) 飯野靖彦. 酸塩基平衡. The Japanese Journal of Nephrology. 43 (8), 2001, 21-630.

7) 諏訪邦夫. "PCO₂ と pH：酸塩基平衡の初歩". 血液ガスの臨床. 改訂 3 版. 東京, 中外医学社, 2005, 47-61.

8) Feldman JL. Breathing: rhythmicity, plasticity, chemosensitivity. Annu Rev Neurosci. 26, 2003, 239-66.

9) Leviton A, et al. Newborn blood gas derangements of children born extremely preterm and neurocognitive dysfunctions at age 10 years. Respir Physiol Neurobiol. 242, 2017, 66-72.

10) 藤村正哲監修. 改訂 2 版　新生児慢性肺疾患の診療指針. 大阪, メディカ出版, 2010, 152p.

11) 伊藤誠人ほか. アンケート調査から見た日本国内における新生児慢性肺疾患診断の現状. 日本新生児成育医学会雑誌. 32 (1), 2020, 137-43.

12) 岩田欧介. "管理：呼吸循環". 2015 CoSTR に基づいた新生児低体温療法実践マニュアル. 田村正徳監修. 東京, 東京医学社, 2016, 66.

（安田真之）

血液ガスと病態の関係を理解しよう！

5

臍帯動脈血液ガス測定の意義を知ろう！

❶ 臍帯血の血液ガスから何がわかる？

　胎児は肺の代わりに胎盤で母体から酸素（O_2）をもらい、二酸化炭素（CO_2）を受け渡すことにより、ガス交換を行っています。このときのガス交換は拡散により行われています。

臍帯動脈血液ガス分析でわかること

　胎児循環では、臍帯動脈には胎児から胎盤へ向かう血液が流れ、胎児の状態を反映します。**臍帯動脈血は"動脈"と名乗りながら、実態は胎児の静脈血に相当する**ことがわかります。

　胎盤でのガス交換機能が損なわれ、胎盤から胎児へ向かう臍帯静脈血が十分な酸素化を得られない状態が続けば、胎児の組織は低酸素に陥ります。酸素分圧の低下、脳血流の低下によって低酸素性虚血性脳症（hypoxic ischemic encephalopathy；HIE）が引き起こされますが、**潜水反射（diving reflex）**が強く働くため、ほかの組織と比較すると脳への血流は最後まで維持されます。

　低酸素・虚血の影響は全身の臓器に及びます。細胞は内呼吸として O_2 とグルコースを利用した好気的解糖でエネルギーであるアデノシン三リン酸（ATP）を産生しますが（p.35、**図2-1**）、O_2 が不足した状態では好気的解糖は行われません。O_2 を必要としない嫌気的解糖では乳酸が処理できずに血液中に蓄積されるため、**代謝性アシドーシス**に陥ります。さらに循環が悪いと CO_2 の蓄積も生じ、**混合性アシドーシス**が生じます。このため、**胎児の低酸素・虚血の状態把握**のために、臍帯動脈血を使用した血液ガス分析が行われます。

　pH 値が児の予後にある程度相関するため、**新生児低体温療法導入の基準**の一つとして、また**産科医療補償制度**の原因分析・再発防止にかかわる診療録・助産録および検査データなどの記載事項に、臍帯動脈血の血液ガス分析値が取り上げられているわけです。

臍帯静脈血液ガス分析でわかること

　臍帯静脈は、胎盤で酸素化され CO_2 を排出した血液を胎盤から胎児へ送り込んでいるため、**胎盤でのガス交換機能を反映**します。臍帯動脈血液ガスとは異なり直接的に胎児の状態を評価できませんが、胎盤の評価は間接的な評価につながりますので、臍帯動脈血が採取できなかった場合は臍帯静脈血で検査を行います。

❷ 臍帯動脈血液ガス測定の方法と　読み方の基本を知ろう！

測定方法

　臍帯動脈血液ガス測定は、以下の手順で行います。

①分娩後、ただちに胎児側近傍で臍帯を 2 カ所結紮して切離する。

②血液ガス採取専用シリンジで胎盤側の臍帯動脈から採血する。ヘパリンは添付文書で pH 5.5〜8.0 と記載されており pH を変化させる可能性があるので、シリンジをヘパリンで濡らして使用する場合は、不要なヘパリンを十分出し切ってから使用する。

③採血後は採取血管と採取時間を明記し、速やかに測定する。

④臍帯から採取できない場合は、胎盤表面の動脈から採取することも可能である。

基準値

　表 6-1 に、Yeomans らによる臍帯血液ガスの基準値を示します [1]。単純化して pH 7.20、PCO_2 50mmHg、HCO_3^- 20mmol/L と記憶しましょう。満期に生まれた健康な赤ちゃんでは、出生後 1 時間で成人の正常値 pH 7.40（±0.05）、PCO_2 40（±5）mmHg、HCO_3^- 24（±2）mmol/L に改善します [2]。

表 6-1 ● 臍帯血液ガスの基準値

	臍帯動脈		臍帯静脈	
	平均	範囲	平均	範囲
pH	7.28	7.15〜7.43	7.35	7.24〜7.49
PCO_2 (mmHg)	49.2	31.1〜74.3	38.2	23.2〜49.2
PO_2 (mmHg)	18	3.8〜33.8	29.2	15.4〜48.2
HCO_3^- (mmol/L)	22.3	13.3〜27.5	20.4	15.9〜24.7

（文献 1 より転載）

血液ガス豆知識　アニオンギャップ

　アニオンギャップは「$Na^+ - Cl^- - HCO_3^-$」で求められます。正常値 12 ± 2 mEq/L です。これは血液中の陽イオンの総和と陰イオンの総和は電気的中性を保つために等しいという性質に基づいています。通常測定されない陽イオンを C、陰イオンを A とすると、

$$[Na^+] + C = [Cl^-] + [HCO_3^-] + A$$

という等式となります。これを変形すると、

$$[Na^+] - [Cl^-] - [HCO_3^-] = A - C$$

となります。

　アニオンギャップを測定することで通常は測定されない陰イオンの増加の有無を推定できます。すなわち、代謝性アシドーシスの鑑別に重要な情報をもたらしてくれるのです。

　ここで陽イオンを C、陰イオンを A としたのは、それぞれの英語の頭文字である Cation、Anion からとったためです。アニオンギャップは血液ガスを測定すると自動で算出されるためか、学会発表で代謝性アシドーシスがないにもかかわらずアニオンギャップに言及していることも見受けられます。

血液ガスデータ

　血液ガス分析を行うと多種多様な項目がプリントアウトされます。しかし、酸塩基平衡の解釈に必要な項目は pH、PCO_2、HCO_3^- の 3 つだけです。Base excess（BE）は HCO_3^- の過不足を示しているに過ぎません。pH が酸性に傾き酸血症（アシデミア）に陥っている際は、アニオンギャップ（anion gap）を計算するために Na や Cl の項目が必要になります。多くの場合、低酸素・虚血に陥ると嫌気的解糖のため乳酸が上昇し、アニオンギャップが増加するので、乳酸値にも注目します。**乳酸の基準値は 2mmol/L 以下≒18mg/dL 以下です。**

❸ 臍帯動脈血液ガスの酸塩基平衡パターンを知ろう！

単純性酸塩基平衡障害（表 6-2）

　酸塩基平衡のパターンは全部で 10 種類ありますが、出生直後の新生児の状態を把握するため、まずは基本の単純性酸塩基平衡障害の 4 パターンを理解しましょう。単純性酸塩基平衡障害とは PCO_2 または HCO_3^- のいずれかの異常で、pH が変動する状態です。

血液ガス分析結果の読み方

　4 つの病態をおさらいしましょう。pH → PCO_2 → HCO_3^- の順に評価します。それでは具体的に見ていきます。

表 6-2●単純性酸塩基平衡障害

pH	PCO_2	HCO_3^-	診断
↓	↑	→	呼吸性アシドーシス
↓	→	↓	代謝性アシドーシス
↑	↓	→	呼吸性アルカローシス
↑	→	↑	代謝性アルカローシス

→は正常値であることを表している。

6

臍帯動脈血液ガス測定の意義を知ろう！

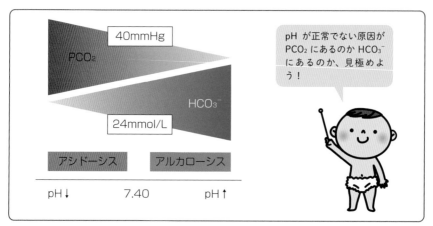

図6-1●酸塩基平衡図

①まずpHを見ます。

- pHが7.35未満：酸血症（アシデミア）、酸塩基平衡はアシドーシス
- pHが7.45を超える：アルカリ血症（アルカレミア）、酸塩基平衡はアルカローシス

②次にPCO₂を見ます。

CO₂は「酸」だと覚えてください。酸であるCO₂が貯留していればアシドーシスへ傾きます。逆にCO₂が減少していればアルカローシスへ動きます。

③最後にHCO₃⁻を見ます。

HCO₃⁻の役割は「酸の中和」です。すなわち酸を中和するHCO₃⁻が少なくなればアシドーシスに傾き、HCO₃⁻が増えていればアルカローシスに傾きます。

④結果を見ます。

図6-1に示すように、pHが低い原因が、酸であるPCO₂が高い場合は**呼吸性アシドーシス**、酸を中和するHCO₃⁻が少ない場合は**代謝性アシドーシス**になります。逆にpHが高い原因が、酸であるPCO₂が低い場合は**呼吸性アルカローシス**、酸を中和するHCO₃⁻が多い場合は**代謝性アルカローシス**になります。

表6-3●混合性酸塩基平衡障害

pH	PCO₂	HCO₃⁻	診断
↓	↑	↓	混合性アシドーシス
↑	↓	↑	混合性アルカローシス

混合性酸塩基平衡障害（表6-3）

　一般的な酸塩基平衡の教科書では、単純性酸塩基平衡障害の次に代償性混合性酸塩基平衡障害が説明されています。胎児では肺を使用した呼吸を行っていませんので、**呼吸性代償は起こりません。**また、胎児機能不全（non-reassuring fetal status）では慢性の代償が起こる以前に急速遂娩が行われますので、臍帯動脈血液ガスでは代償性パターンは少ないため、先に一般的な混合性パターンを説明します。

　混合性のパターンは2つあります。酸であるPCO_2が高く、酸を中和するHCO_3^-が減少する場合を**混合性アシドーシス**と呼びます。臍帯動脈血液ガス分析では多いパターンです。

　逆に酸であるPCO_2が低く、さらに酸を中和するHCO_3^-が増加する場合を**混合性アルカローシス**と呼びます。

代償性混合性酸塩基平衡障害（表6-4）

　代償性混合性酸塩基平衡障害の理解は、新生児の血液ガス分析の評価で必要となります。胎児では、前述したように、代償が行われることはまずありません。出生後、健康な赤ちゃんでは1時間以内に成人と同じ血液ガス基準値になります。臍帯動脈血液ガスに異常が見られた場合、生後1時間ぐらいで再検査し、**改善傾向にあるのか悪化傾向にあるのか評価する**ことが重要です。児は生まれてくると酸であるCO_2の調節は肺で行います。呼吸中枢が正常に働いていれば分時換気量を調整することで行われ、新生児では**呼吸数の増加（多呼吸）**として症状が出てきます。一方、酸を中和するHCO_3^-の調整は主に腎臓で行われます。糸球体で濾過されたHCO_3^-は近位尿細管で再吸収されます。

6

臍帯動脈血液ガス測定の意義を知ろう！

表6-4●代償機転のための混合性酸塩基平衡障害

pH	PCO₂	HCO₃⁻	病態	診断
↓	↑	↑	呼吸性アシドーシス ＋代謝性代償	代償性呼吸性アシドーシス
↓	↓	↓	代謝性アシドーシス ＋呼吸性代償	代償性代謝性アシドーシス
↑	↓	↓	呼吸性アルカローシス ＋代謝性代償	代償性呼吸性アルカローシス
↑	↑	↑	代謝性アルカローシス ＋呼吸性代償	代償性代謝性アルカローシス

つまり酸を中和する HCO_3^- を増やす代償では再吸収量を増やし、減らす代償では再吸収量を抑えますが、呼吸性代償と異なり急速な代償ではありません。

　生後1時間で多呼吸があるにもかかわらず、PCO_2 が正常か高値の場合は**一回換気量が減少している**病態があります。逆に生後、酸素化が良好で血流が保たれている状態で HCO_3^- が臍帯動脈血液ガスより悪化している場合は、**低酸素・虚血の時期が分娩直前に高度であった**ことを示しています。低酸素・虚血が生後も引き続いている場合、HCO_3^- の改善が見られないのは当然です。

　呼吸性因子と代謝性因子のどちらかで pH が傾いたものを、もう片方の因子で pH を7.40に近づけようとする反応が代償です。

血液ガス分析結果の読み方

　代償性混合性酸塩基平衡障害の病態は以下の流れで診断します。

①まず pH に着目します。

②pH が7.40未満であればアシドーシスです。次に PCO_2 を見ます。PCO_2 が上昇し HCO_3^- も上昇していれば、**呼吸性アシドーシス＋代謝性代償**になります。

③pH が7.40未満で PCO_2 が低下し HCO_3^- も低下していれば、**代謝性アシドーシス＋呼吸性代償**になります。

④pH が7.40を超えていればアルカローシスです。同様に PCO_2 を見ます。PCO_2 が低下し HCO_3^- が低下していれば、**呼吸性アルカローシス＋代謝性代償**になります。

⑤ PCO_2 が上昇し HCO_3^- が上昇していれば、**代謝性アルカローシス＋呼吸性代償**になります。

　代償反応は正常に近づけようとする反応ですから、正常を通り越して反対側まで飛び込んでしまうほどの代償は生じません。pH がどちらにシフトしているのか、その原因が PCO_2 なのか HCO_3^- なのかを落ち着いて考えてみてください。

　臍帯動脈血液ガス分析は **pH、PCO_2、HCO_3^- の順番**で評価します。健康な赤ちゃんでも臍帯動脈血液ガス分析での PCO_2 は 50mmHg と高いので、呼吸性アシドーシスを呈しています。胎盤でのガス交換が悪くなると PCO_2 はさらに高値となり、嫌気的解糖系が働くと乳酸などの酸が産生され、酸を中和する HCO_3^- が不足する混合性アシドーシスを来します。そのため pH が 7.10 未満は要注意だと言えます[3]。

●引用・参考文献

1）Yeomans ER, et al. Umbilical cord pH, PCO_2, and bicarbonate following uncomplicated term vaginal deliveries. Am J Obstet Gynecol. 151（6）, 1985, 798-800.
2）Modanlou H, et al. Fetal and neonatal biochemistry and Apgar scores. Am J Obstet Gynecol. 117（7）, 1973, 942-51.
3）Riley RJ, et al. Collecting and analyzing cord blood gases. Clin Obstet Gynecol. 36（1）, 1993, 13-23.

（細野茂春）

6

臍帯動脈血液ガス測定の意義を知ろう！

血液ガス測定に使用する機器と分析結果の見方を知ろう！

❶ 血液ガス測定に使用するのはどんな機器？

　血液ガスを測定する機器には大きく分けて2つのタイプが存在します。**設置型血液ガス分析器**は検査室に固定されているタイプで、**携帯型血液ガス分析器**は小さくて持ち運びできるタイプです。どちらのタイプも65〜100μLと少量の採血量で測定できますが、それぞれに長所と短所（**表7-1**）があるため、測定頻度、測定したい項目、購入費用や維持費などを考慮して選択します。

　新生児領域で最も使用されているABL90FLEX（ラジオメーター株式会社）は血液65μLで血液ガス、電解質、乳酸、血糖、ヘモグロビン分画まで測定できます。少ない検体量で新生児集中治療に必要とされる項目をカバーし、結果判明までわずか35秒と迅速で、データが安定しているため多くの施設で使用されています。ABL90FLEXには内蔵式サンプルミキサーが付いており、血液サンプルを標準化された方法で確実に混和します。ラピッドポイント500e（シーメンスヘルスケア・ダイアグノスティクス株式会社）も100μLで同様の測定が可能であり、メンテナンスフリーカートリッジの採用によりガ

表 7-1 ● 設置型と携帯型の長所と短所

	設置型	携帯型
長所	・操作が簡単 ・測定時間が短い ・測定精度が高い ・乳酸を同時測定できる ・メトヘモグロビンを測定できる ・検体の温度を変更できる	・持ち運び可能 ・維持管理が簡単 ・小さいためスペースを取らない
短所	・維持管理が難しい ・機器が大きいためスペースを取る	・測定時間が長い ・電解質と乳酸の同時測定ができない ・検体エラーが生じても3分間待つ必要がある

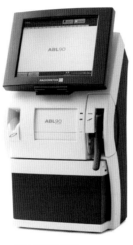

ABL90FLEX
（ラジオメーター株式会社）

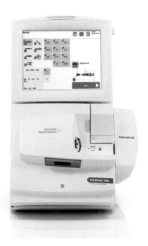

ラピッドポイント 500e
（シーメンスヘルスケア・ダイ
アグノスティクス株式会社）

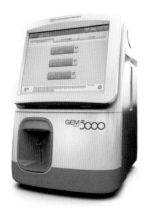

GEMR® プレミア ™5000
（アイ・エル・ジャパン株式会社）

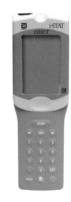

i-STAT® 1 アナライザー
（アボットジャパン合同会社）

図 7-1●血液ガス分析器 （画像提供：各社）

7

血液ガス測定に使用する機器と分析結果の見方を知ろう！

スボンベや個別の電極交換が不要です。GEM®プレミア™5000（アイ・エル・ジャパン株式会社）は、ヘモグロビン分画が不要であれば65μLで血液ガス、電解質、乳酸、血糖を測定できます。また、交換するカートリッジなどがオールインワンになっているため、メンテナンスが容易です。

　携帯型ではi-STAT®1アナライザー（アボットジャパン合同会社）が最も使用されています。血液ガス機器の中では安価で、測定したいカートリッジを選ぶことによって知りたい検査項目を簡単に解析できます。カートリッジによって異なりますが、採血量は17〜95μL、結果判明までの時間は約2分です。

❷ こんな情報もわかる！ 分析結果用紙の見方

　ABL90FLEXの実際のデータ（**図7-2**）について見ていきましょう。

血液ガス

- **pH**：酸度またはアルカリ度を表しています。
- **pCO₂**：血中の二酸化炭素分圧
- **pO₂**：血中の酸素分圧

電解質

- **cK⁺**：血漿中のカリウムイオン（K⁺）濃度
  血液サンプルに溶血が生じた際やヒールカット採血で強く絞って採血した際にcK⁺が高値になることがあります。
- **cNa⁺**：血漿中のナトリウムイオン（Na⁺）濃度
  ヒールカット採血する部位に浮腫を認める場合、cNa⁺が低値になることがあります。
- **cCl⁻**：血漿中のクロライドイオン（Cl⁻）濃度
- **cCa₂⁺**：血漿中のイオン化カルシウム（Ca₂⁺）濃度
- **Anion Gap,c**：アニオンギャップ（K⁺）は陽イオン（ナトリウムおよびカリウム）と陰イオン（クロライドおよび重炭酸イオン）との差です。

ラジオメーターABL90シリーズ

ABL90　NICU

患者測定　　　　　キャピラリー－65uL　サンプル No.

患者情報
　患者ID
　T　　　　　　　　37.0 ℃
　サンプルタイプ　　　静脈血

血液ガス値
　pH(T)　　　　　　7.330
　pCO2(T)　　　　60.2　mmHg
　pO2(T)　　　　 33.6　mmHg

電解質値
　cK+　　　　　　　4.1　meq/L
　cNa+　　　　　　145　meq/L
　cCl−　　　　　　106　meq/L
　cCa2+　　　　　1.24　mmol/L
　Anion Gap,c　　6.9　meq/L

代謝項目値
　cGlu　　　　　　114　mg/dL
　cLac　　　　　　1.3　meq/L
　ctBil　　　　　　1.2　mg/dL

酸塩基状態
　cHCO3−(P),c　　31.7　mmol/L
　cHCO3−(P,st),c　26.7　mmol/L
　cBase(B),c　　 3.7　mmol/L
　cBase(Ecf),c　 5.8　mmol/L

オキシメトリ値
　ctHb　　　　　　15.7　g/dL
　sO2　　　　　　 59.5　%
　Hct,c　　　　　 48.2　%
　FO2Hb　　　　　58.4　%
　FCOHb　　　　 1.1　%
　FMetHb　　　　 0.7　%
　FHHb　　　　　 39.8　%

酸素状態
　ctO2,c　　　　 12.9　Vol%
　p50(T),c　　　 29.13　mmHg
　pO2(a,T)/FO2(I),c 160　mmHg

ノート
,c　　　演算値
,e　　　推定値

図 7-2●血液ガス分析結果用紙（ABL90FLEX）
（画像提供：ラジオメーター株式会社）

- **cGlu**：血漿中のグルコース（糖）濃度
- **cLac**：血漿中のラクテート（乳酸）濃度
  酸素供給が不十分もしくは組織灌流が低下している場合に cLac が上昇します。動脈血 cLac は組織での酸素需要と酸素供給との関係を表すマーカーですが、毛細血管から得た血液サンプルでの cLac は全身状態を代表した値ではないことに注意しましょう。
- **ctBil**：血漿中のビリルビン濃度

酸塩基平衡

- **cHCO₃⁻(P),c**：アクチュアル・バイカーボネート（重炭酸イオン）
  血漿中の重炭酸イオン濃度。通常の臨床現場ではこちらの値で判断します。
- **cHCO₃⁻(P,st),c**：スタンダード・バイカーボネート（重炭酸イオン）
  $37℃$で PCO_2 $40mmHg$ および PO_2 $100mmHg$ の混合ガスで平衡された血漿中の重炭酸イオンです。この演算により酸塩基平衡において呼吸性因子を排除して評価することができます。
- **cBase(B),c**：アクチュアル・ベースエクセス
  実際の患者さんの酸素飽和度の条件下で PCO_2 $40mmHg$、体温 $37℃$にした状態で、強酸または強塩基で pH = 7.4 になるまで滴定した場合の滴定可能な塩基濃度を示しています。通常の臨床現場ではこちらの値で判断します。
- **cBase(Ecf),c**：スタンダード・ベースエクセス
  総細胞外液中の塩基過剰を意味します。サンプルの実際の PCO_2 とは関係なく、酸塩基状態での非呼吸性因子の変化を反映しています。

オキシメトリ

- **ctHb**：総ヘモグロビン濃度
  脱酸素化ヘモグロビン、酸素化ヘモグロビン、カルボキシヘモグロビン、メトヘモグロビン、スルフヘモグロビンなど、あらゆるタイプのヘモグロビンが含まれます。

- sO$_2$：酸素飽和度

  酸素運搬可能なヘモグロビン量に対する酸素化ヘモグロビンの割合

- Hct,c：ヘマトクリット値

- FO$_2$Hb：酸素化ヘモグロビンの割合

  異常ヘモグロビンも含めたすべてのヘモグロビンに対する酸素化ヘモグロビンの割合。潜在的な酸素運搬能力のどれだけが利用されているかを示します。

- FCOHb：カルボキシヘモグロビンの割合

  総ヘモグロビン中に占めるカルボキシヘモグロビンの割合

- FMetHb：メトヘモグロビンの割合

  総ヘモグロビン中に占めるメトヘモグロビンの割合。新生児領域では一酸化窒素（NO）吸入療法を施行する際に特に注意します。

- FHHb：還元ヘモグロビン

  血液中の総ヘモグロビンに含まれる脱酸素化ヘモグロビンの分画

- FHbF：胎児ヘモグロビンの割合

  総ヘモグロビン中に占める胎児ヘモグロビンの割合。胎児ヘモグロビンは成人ヘモグロビンよりも高い酸素親和性を持っているため、FHbF が高いと末梢組織における酸素放出に支障を来すことがあります。

> ### Q 血液ガスの測定値で新生児において特に見たほうがよい項目はどれですか？
>
> **A** まず新生児の状態がアシデミア（酸血症）なのか、アルカレミア（アルカリ血症）なのかを pH で判断します。次にこの異常の原因が呼吸性障害なのか代謝性障害なのかを pCO$_2$ と HCO$_3^-$（もしくはBE）で判断します。重度の低酸素血症や代謝性疾患では乳酸（Lac）が上昇するため、乳酸も重症度を推定する良いマーカーです。重症仮死後には、高血糖に続く低血糖やナトリウム、カリウム、カルシウムなどの電解質異常を来すことが多いため、注意して数値の推移を見守る必要があります。

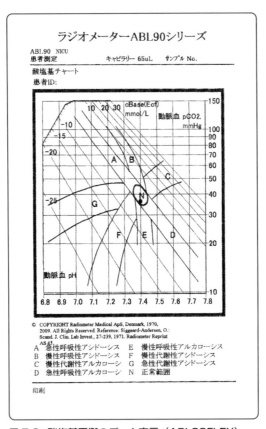

図 7-3●酸塩基平衡のデータ表示（ABL90FLEX）

(画像提供：ラジオメーター株式会社)

酸素化状態

- **ctO₂,c**：血液中の総酸素濃度

  O₂ 含量とも呼ばれています。

酸塩基チャート

　血液ガスデータ表示画面の下方に酸塩基チャートのボタンがあります。それ
を押すと**図 7-3** のようにサンプルの酸塩基平衡のデータが図示され、結果判

定に有用です。

❸ 低体温療法中に注意するのは？

　中等症から重症の新生児低酸素性虚血性脳症（hypoxic ischemic encephalopathy；HIE）に対して低体温療法が標準治療として推奨されるようになり、わが国においても多くの NICU で低体温療法が行われています。低体温療法導入時は、呼吸・循環動態を正確に把握するために頻回の血液ガス採血を必要とします。その際、血液ガス測定器の温度を 37℃にしておくか、体温に合わせて 34℃に変更して解析を行うかは施設間で対応が異なります。低体温療法の特徴として、治療中は全身の組織代謝が抑制されるために酸素消費と二酸化炭素産生が減少することによって、冷却前と同等の呼吸器設定では低二酸化炭素血症を来しやすいことが挙げられます[1]。また、ABL90FLEX では測定体温を変更すると 37℃で計測した値と補正された温度での値の両方を知ることができます。温度補正を行う場合はあらかじめメーカーに依頼しておけば、例えば pH なら補正温度での値は pH（T）と表示され、同時に 2 つの pH 値を見ることができます。

❹ 検体採取で注意すべきことは？

　血液ガス分析ではどの機器を使用するにしても、**検体採取後すぐに測定することが大切**です。サンプル血液の凝固を防ぐためにはシリンジ内に**ヘパリン**が含まれていないといけません。血液ガス専用シリンジの場合は乾燥電解質バランスヘパリンが含まれていますが、通常のシリンジを使用する場合は少量のヘパリンでシリンジ内を潤してから採血します。

　新生児の採血では、**キャピラリーを用いた少量採血**がよく行われています。キャピラリーを使用する際に注意すべきことは、①**血液を凝固させないこと**、②**血液を大気になるべく触れさせないこと**です。キャピラリーの内部はヘパリンでコーティングされていますが、キャピラリー内に鉄針（正式名：ミキシングワイヤ）を入れて血液をよく撹拌することが大切です。採血後しばらくして

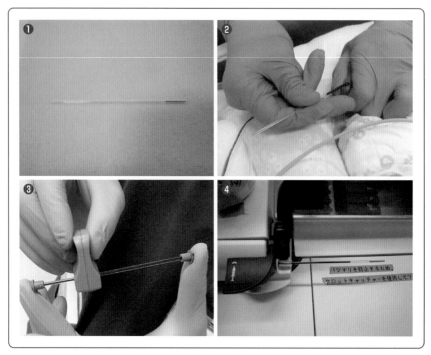

図 7-4●キャピラリーを使用したヒールカット採血
❶キャピラリーの先端に鉄針をあらかじめ入れておく。
❷鉄針の反対側から血液を採取する。
❸採血後、キャピラリーの両端をキャップで閉めて、磁石を使用して鉄針で血液を撹拌する。
❹鉄針を血液ガス機器に挿入する反対側に寄せておき、クロットキャッチャーを装着して機器に挿入して解析開始する。

から測定する場合は、鉄針をキャピラリーにあらかじめ入れておいてから採血を行い、鉄針を磁石で前後によく撹拌すると、そのあと血液が凝固することはありません（**図 7-4**）。また、採血後にキャピラリーの両端を専用のゴム（正式名：キャピラリーキャップ）で蓋をすると大気に触れることがなく、また血液もこぼれません。**血液が大気と接することによって PaO₂ 値が実際の値よりも高くなってしまうので、動脈採血の際は特に注意が必要です。**

　血液ガス分析では採血後すぐに測定することが原則と述べましたが、検体採取後しばらく経ってから測定する場合に採血したシリンジを冷蔵保存すること

があると思います。しかし、プラスチックシリンジは酸素などの大気ガスを透過させてしまうため、測定時に血液を 37℃に温めると PaO_2 値が実際よりも高値になってしまいます。血液ガスを正確に評価するためには、**採血後は室温で保管し、なるべく早く測定します。**血液サンプルを室温で 10 分以上放置すると酸素とグルコースが代謝され、pH、PO_2、血糖値が低下し、PCO_2 と乳酸値が上昇することが指摘されていますので[2]、なるべく採血後 10 分以内に解析しましょう。

Q 検体採取から測定までの間、シリンジは氷水で冷やしたほうがよいですか？ またなぜ冷やすのですか？

A 血液検体をそのまま室温保存しておくと、血液細胞（血球）の代謝が持続します。シリンジ内の細胞が酸素を消費するため PO_2 は低下し、PCO_2 は上昇します。糖も代謝されるため血糖は低下し、乳酸は上昇します。これらの代謝を抑制するために検体採取後にシリンジを氷水で冷やしていましたが、これはガラスシリンジを使用していた場合に有用な方法です。現在、ほとんどがプラスチックシリンジを使用しているため、検体の冷却保存は推奨されません。
　シリンジは一見密封されているように見えますが、酸素はシリンジのプラスチック壁をすり抜けて血液内に移動しています[3]。さらに液体の温度が下がると気体の溶解度が上がり、溶け込む気体の量が増えます。つまり、プラスチックシリンジに入った検体を氷水で冷やすと大気中の酸素が血液に入り込みやすくなり、PO_2 が高値になります。現在、検体採取後のシリンジは室温で保存し、可能な限り早く測定することが推奨されています。

Q 検体採取から測定まで、何分以内がベストですか？

A 臨床・検査標準協会（CLSI）のガイドラインでは、血液ガスの測定は、室温保存で採血後 30 分以内が推奨されています[4]。一般的に、可能な限り保存せずに、すぐに測定することが望ましいです。測定までの時間に関しては、血液ガス分析で用いる全血試料の安定性は室温で 15 分以内という報告があるため[5]、検体採取から 15 分、できれば 10 分以内がベストと思われます。

Q シリンジは撹拌した方がよいと聞きました。撹拌しないことで結果に影響が出るのですか？

A 検体を撹拌する目的は 2 つあります。まず、採血後すぐに行う撹拌は、検体を凝固させないことを目的としています。一般的には採血後にシリンジを 5 回上下反転させて混和し、その後にシリンジを両掌で挟んで 5 秒間錐揉み回転させ、検体と抗凝固剤を十分に混和します。

　もう一つは、測定前に検体を撹拌して血球成分と血漿の均一性を得るためです。シリンジをそのまま放置しておくと赤血球が沈降して血液が分離します。測定前に撹拌しないことでヘモグロビン濃度に偏りが生じます。実際の検査値では検体のどの部分が測定されるか、つまり赤血球が沈降している部分か、血漿部分のどちらで測定されるかによって偏りが生じます。よって、正確な結果を得るためには測定前の十分な撹拌が必要です。撹拌の均一性を検討した研究では、検体によってはヘモグロビンの均一性を得るために 40 秒間の撹拌を要したそうです[6]。実際の測定でそれだけ長く撹拌することは難しいと思いますが、測定前に十分撹拌して血液が沈降せずに均一になっていることを確認してから測定を開始することを習慣づけたいものです。

●引用・参考文献

1) 岩田欧介. "低体温療法中の内科管理". 2015 CoSTR に基づいた新生児低体温療法実践マニュアル. 東京, 東京医学社, 2016, 76-81.

2) 草刈麻衣、廣間武彦. 毛細管採血. 周産期医学. 42 (12), 2012, 1529-31.

3) 和田晋一. プラスチックシリンジによる血液ガス検体の保存方法. 検査と技術. 33 (7), 2005, 7.

4) 王麗楊ほか. ガス分析測定時間遅延がイオン化カルシウム濃度に及ぼす影響. 日本透析医学会雑誌. 55 (1), 2022, 49-52.

5) 持田志穂ほか. イオン化カルシウム測定における抗凝固剤の影響. 医学検査. 65 (5), 2016, 526-32.

6) 柴田泰史. 血液ガス検査の目的と検査時の注意点. Medical Technology. 44 (1), 2016, 82-8.

（吉田丈俊）

7

血液ガス測定に使用する機器と分析結果の見方を知ろう！

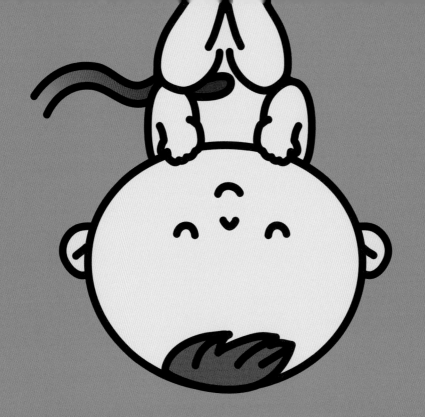

第 2 章

読み方がさくさく身につく
演習ドリル

はじめに

　第1章の解説で、血液ガスの知識は頭に入ってきたと思います。読んだ直後は理解したつもりでも、いざ臨床の現場で血液ガス分析の結果を見せられたとき、うまく説明できないという声を聞きます。臨床現場で戸惑わないように、演習ドリルで実践的な読み方を習得しましょう。ここでは臍帯動脈血の血液ガスの演習問題10題、新生児期に遭遇する疾患を中心に10題、合わせて20題を提示します。

復習テスト

　ドリルに入る前に復習テストです。空欄を埋めてください。

> **問題**
>
> 「　　」が「　　」より大きいか小さいかを確認します。臍帯動脈血では「　　」は7.40を超えることは多くはありません。次に「　　」が増加したり減少したりした原因が「　　」性因子なのか「　　」性因子なのか、またその両方なのかを判断します。そのためには「　　」に着目します。「　　」が増加すれば「　　」はアシドーシス傾向に、低下すればアルカローシス側に傾きます。最後に「　　」に着目します。「　　」が減少すればアシドーシス側に、増加すればアルカローシス側に傾きます。代謝性アシドーシスの場合は「　　」を計算してみてください。生後の場合はさらに代償や混合性の障害に関しても確認します。

答え

「pH」が「7.40」より大きいか小さいかを確認します。臍帯動脈血では「pH」は7.40を超えることは多くはありません。次に「pH」が増加したり減少し

たりした原因が「**呼吸**」性因子なのか「**代謝**」性因子なのか、またその両方なのかを判断します。そのためには「**PCO₂**」に着目します。「**PCO₂**」が増加すれば「**pH**」はアシドーシス傾向に、低下すればアルカローシス側に傾きます。最後に「**HCO₃⁻**」に着目します。「**HCO₃⁻**」が減少すればアシドーシス側に、増加すればアルカローシス側に傾きます。代謝性アシドーシスの場合は「**アニオンギャップ**」を計算してみてください。生後の場合はさらに代償や混合性の障害に関しても確認します。

臍帯動脈血の血液ガスドリルの構成

①まず分娩経過を提示します。上級者は経過からどのような血液ガス所見が予想されるか考えてみてください。

②次に臍帯動脈血の血液ガスと出生後の児の静脈血の血液ガスの分析結果を示しますので、どのような血液ガス分析結果か考えてください。

③「血液ガス分析の結果を読み解こう！」の項では、臍帯動脈血、静脈血の両方について解説しています。自分の考えがまとまったところで、解説・解答を読んで理解を深めてください。

新生児疾患例の血液ガスドリルの構成

①新生児疾患例では分娩結経過の代わりに新生児の経過を提示します。上級者はまず経過からどんな疾患が考えられるかを頭に思い浮かべ、血液ガスの結果を予想してみてください。

②次に血液ガス分析結果を提示しますので、どのような状態か考えてください。

③解答を読んでください。理解できなかった点があれば、第1章の解説を読み直し、さらに疾患についてもう一度勉強してみてください。

（細野茂春）

重症新生児仮死の蘇生後

事例　母親は30歳の2経2産です。在胎38週5日、出生体重
2,716gで出生しました。不正性器出血と腹痛のため妊娠38週
5日、産科を受診しました。受診時の胎児心拍数モニタリングで胎児心拍が
60bpmだったため、常位胎盤早期剥離の疑いで緊急帝王切開術で出生しまし
た。Apgarスコアは1点（1分）、3点（5分）、7点以上になったのが生後
10分でした。

　血性羊水と羊水混濁を認めました。児を刺激しても生後30秒で呼吸が見ら
れなかったので、人工呼吸を開始しました。1分で心拍が50/分でしたので、
高濃度酸素に切り替え人工呼吸と胸骨圧迫を行ったところ、1分30秒で心拍
は120/分と改善しました。心拍は改善したものの無呼吸が持続したため、挿
管して人工呼吸を続けNICUに搬送になりました。NICU入院後（生後2時間）
に児の血液ガスを検査しました。

　この赤ちゃんはどういう状態でしょうか？

【臍帯動脈血】
pH 6.73、PCO_2 117.7mmHg、PO_2 22.1mmHg、HCO_3^- 15.3mmol/L、
BE－24.1mmol/L、乳酸 9.8mmol/L
【静脈血（NICU入院時、出生後2時間、F_IO_2 0.25、PIP 12cmH$_2$O、
PEEP 4cmH$_2$0、吸気時間0.5秒、換気回数15/分）】
pH 7.30、PCO_2 26.8mmHg、PO_2 33.1mmHg、HCO_3^- 14.5mmol/L、
BE－11.9mmol/L、乳酸 11.8mmol/L、Na 140mEq/L、K 4.0mEq/L、
Cl 100mEq/L

血液ガス分析の結果を読み解こう！

pH

　臍帯動脈血では pH 6.73 と、重度のアシデミアの状態です。

　出生後 2 時間の児の静脈血では、pH 7.30 と劇的に改善していますが、まだ 7.35 未満ですのでアシデミアです。

PCO_2

　臍帯動脈血の PCO_2 の基準値は 50mmHg ですので、117.7mmHg と正常上限の倍以上の値です。したがって、呼吸性アシドーシスです。出生後 2 時間の児の静脈血では PCO_2 は 26.8mmHg で、生後の PCO_2 の正常範囲 40±5mmHg の正常下限より低値ですので、呼吸性アルカローシスです。

HCO_3^-

　臍帯動脈血の HCO_3^- の基準値は 20mmol/L ですが、15.3mmol/L と正常下限より低値で、出生後 2 時間の児の静脈血では 14.5mmol/L と、正常下限の 22.0mmol/L より低下しています。臍帯動脈血および静脈血ともに代謝性アシドーシスですが、生後も代謝性アシドーシスはほとんど改善していません。

　代謝性アシドーシスですのでアニオンギャップを計算すると 25.5mEq/L と増加しています。

$$アニオンギャップ = Na^+ - (Cl^- + HCO_3^-)$$
$$= 140 - (100 + 14.5)$$
$$= 25.5mEq/L$$

乳酸値

　乳酸値は、臍帯動脈血では 9.8mmol/L、生後 2 時間の児の静脈血でも 11.8mmol/L と、若干悪化傾向にあります。

• • • • • •

　臍帯動脈血の血液ガス分析では著明な混合性アシドーシスですが、その主因は呼吸性アシドーシスです。そのため、出生後に換気が確立すると、2 時間後の pH は 7.30 と劇的な改善が見られていますが、まだアシドーシスの状態です。改善の主因は PCO_2 の低下で、逆に細胞代謝の不具合を反映する HCO_3^-

ドリル

❶重症新生児仮死の蘇生後

は、出生後 2 時間の静脈血の血液ガス分析では、臍帯動脈血に比べて若干低下しています。適切な蘇生が行われた結果、臍帯動脈血の pH がかなり悪かった割には、代謝性アシドーシスの進行もほとんどありませんでした。この児は 72 時間の低体温療法を施行し、日齢 10 に経口哺乳が確立しました。日齢 14 の MRI 画像所見でも大きな問題はなく、退院に至りました。人工呼吸管理下の生後 2 時間では、換気条件は過換気になるほどの設定ではありませんでしたが、PCO_2 は予想以上に低下していました。これは、肺の状態は悪くなかったので代謝性アシドーシスを代償するために人工呼吸管理に依存することなく自発呼吸で過換気になった可能性が考えられます。

> ## 解 答 ● 臍帯動脈血液ガス分析：混合性アシドーシス／静脈血液ガス分析：代謝性アシドーシスの呼吸性代償
>
> 臍帯動脈血の血液ガスでは pH は 6.73 と、著明なアシデミアです。PCO_2 の上昇と HCO_3^- の低下が見られますので、混合性のアシドーシスです。一方、静脈血の血液ガスの pH は 7.30 で、アシデミアです。HCO_3^- が低下し PCO_2 も低下していますので、代謝性アシドーシスの呼吸性代償の状態です。アニオンギャップは「$140-(100+14.5)=25.5mEq/L$」と増加していますが、乳酸値上昇の影響だと考えられます。

低体温療法を行う際に分娩施設で必要な適応基準（その 1）

　この児は低体温療法を行いました。分娩施設で必要な適応基準 A について確認しましょう。

【適応基準 A】

- 生後 10 分の Apgar スコアが 5 点以下
- 10 分以上の持続的な新生児蘇生（気管挿管、陽圧換気など）が必要
- 生後 60 分以内の血液ガス（血液ガスは臍帯血、動脈、静脈、末梢毛細血管いずれか）で pH が 7 未満
- 生後 60 分以内の血液ガス（血液ガスは臍帯血、動脈、静脈、末梢毛細血管いずれか）で BD（base deficit）が 16mmol/L 以上

以下の 2 項目はほぼ同義です。

- 生後 10 分の Apgar スコアが 5 点以下
- 10 分以上の持続的な新生児蘇生（気管挿管、陽圧換気など）が必要

　心拍 0 で出生した児の蘇生を頭に浮かべてください。

　人工呼吸（＋酸素・胸骨圧迫）を開始すると、まず心拍が再開します。呼吸中枢が賦活化されるには酸素が十分に含まれた血液の循環が必要です。したがって、心拍の次に皮膚色の改善が見られます。ここまでで 4 点になります。人工呼吸が継続されている場合は自発呼吸がないか十分な呼吸が再開されていないので、呼吸に対する項目は 0 か最大 1 です。合計すると最大でも 5 点です。

ドリル

❶重症新生児仮死の蘇生後

事例 　母親は 23 歳の初妊初産です。在胎 39 週 5 日、出生体重 3,362g で出生しました。分娩前日に陣痛が発来し、産科に入院しました。入院当日に破水し、分娩経過は順調でしたが、出口部で分娩が停止したため鉗子分娩で出生しました。胎児心拍数モニタリングでは分娩直前に高度変動一過性徐脈を認めました。Apgar スコアは 2 点（1 分）、7 点（5 分）、8 点（10 分）でした。羊水混濁は認めませんでした。

　出生後、自発呼吸がなく刺激でも改善しないためマスクとバッグで人工換気を行ったところ、生後 3 分で自発呼吸が出現し、酸素投与下で NICU に入院しました。生後 1 時間の呼吸数は 80/ 分と多呼吸を認めます。

　この赤ちゃんはどういう状態でしょうか？

⒟🅐🆃🅐

【臍帯動脈血】
pH 7.07、PCO_2 71.1mmHg、PO_2 5.0mmHg、HCO_3^- 19.2mmol/L、BE − 11.5mmol/L、乳酸 19.0mmol/L

【静脈血（出生後 1 時間、投与酸素 30%、呼吸数 80/ 分）】
pH 7.34、PCO_2 42.8mmHg、PO_2 49.5mmHg、HCO_3^- 21.6mmol/L、BE − 3.1mmol/L、乳酸 4.8mmol/L、Na 138mEq/L、K 4.2mEq/L、Cl 104mEq/L

❖ 血液ガス分析の結果を読み解こう！

pH

　臍帯動脈血では pH 7.07 と、アシデミアを認めます。出生後 1 時間の静脈

血では pH 7.34 とほぼ改善していますが、正常範囲の 7.35 をわずかに下回っているので、アシデミアと診断されます。

PCO$_2$

　臍帯動脈血の PCO$_2$ の基準値は 50mmHg ですが、71.1mmHg と高値です。静脈血では PCO$_2$ 42.8mmHg と正常範囲ですが、呼吸数が 80/ 分であることを考えると、CO$_2$ の拡散障害による高二酸化炭素血症を正常化させるために過換気になっていると考えられます。

HCO$_3$$^-$

　臍帯動脈血の HCO$_3$$^-$ の基準値は 20mmol/L ですが、19.2mmol/L とわずかに低値を示しており、混合性のアシドーシスだと診断されます。静脈血の HCO$_3$$^-$ は 21.6mmol/L と改善していますが、正常下限の 22mmol/L をわずかに下回り、アシドーシスの原因は代謝性因子であることがわかります。

　代謝性アシドーシスですのでアニオンギャップを計算すると、「138−（104＋21.6）＝12.4mEq/L」と正常範囲内です。

乳酸値

　乳酸値は、臍帯動脈血では 19.0mmol/L、出生後 1 時間の静脈血では 4.8mmol/L と、改善傾向にあります。

● ● ● ● ●

　臍帯動脈血の血液ガス分析では、呼吸性アシドーシス主体の混合性アシドーシスです。児の静脈血による血液ガス分析では、軽度の代謝性アシドーシスです。出生後 1 時間の静脈血の血液ガス分析では、PCO$_2$ 自体は 42.8mmHg で、値としては正常範囲ですが、呼吸数が 80/ 分であることから、CO$_2$ の拡散障害による高二酸化炭素血症を正常化させるための過換気が考えられます。肺機能が正常ならば、過換気では PCO$_2$ は 20mmHg 台に低下します。羊水混濁はないことから、仮死による肺水の吸収遅延、すなわち新生児一過性多呼吸が疑われます。BE は−3.1mmol/L、乳酸値も 4.8mmol/L と改善傾向にあるので、胎内での低酸素・虚血の影響は強くないと考えられます。

ドリル

❷ 新生児仮死後の多呼吸①

　臍帯動脈血の血液ガス分析では pH 7.07 ですので、アシデミアです。
PCO₂ は高値で、HCO₃⁻ は 19.2mmol/L と低値ですので、混合性のアシド
ーシスです。出生後の静脈血の血液ガスは pH 7.34 で 7.35 未満ですので、
軽度のアシデミアです。PCO₂ は 42.8mmHg、HCO₃⁻ は 21.6mmol/L で
正常範囲です。アニオンギャップは「138−（104＋21.6）＝12.4mEq/L」
と正常範囲内です。病態的には新生児一過性多呼吸が疑われます。

その血液ガス分析の結果は、
信じていい？

　新生児チェックの際、電子カルテ以外に血液ガス分析結果の印字デー
タが時系列で添付保存されている診療録を見たら、前述したデータ以外
に、pH 7.268、PCO₂ 26.4mmHg、PO₂ 123.4mmHg、HCO₃⁻
11.8mmol/L、BE −13.3mmol/L という臍帯動脈血の血液ガス分析
結果がありました。PO₂ が異常に高いので助産師に確認すると、血液に
気泡が混入して凝固気味だったので、改めて胎盤の動脈から採取した結
果のみを電子カルテに記載していたことがわかりました。母体に酸素投
与を行っていない状態で PO₂ 40mmHg 以上は理論的にあり得ません。
臍帯動脈血液が入分析結果でこのような数値が出たときは検査時の状況
を確認し、胎盤の動脈から血液が採取可能なら再検しましょう。結果が
異常で再検した場合は、再検結果だけを採用するのではなく、両方の値
と評価内容を記載することが重要です。この場合は「気泡混入を疑って
再検した」と記載しましょう。

新生児仮死後の多呼吸②

事例　母親は 33 歳の初妊初産です。在胎 37 週 6 日、体重 2,986g で出生しました。母親は分娩当日、強い腹痛を訴えて近医産科診療所を受診し、常位胎盤早期剥離の疑いで総合周産期センターに母体搬送されました。センター到着時には、胎児心拍数モニタリングで基線細変動消失を認め、緊急帝王切開で出生しました。Apgar スコアは 2 点（1 分）、4 点（5 分）、8 点（10 分）でした。

　出生直後は自発呼吸がなく、刺激にも反応しませんでした。マスクとバッグで人工換気を行ったところ、生後 3 分で自発呼吸が出現し、酸素投与下で NICU に入院しました。羊水混濁は認めませんでした。出生後 1 時間で多呼吸を認めています。

　この赤ちゃんはどういう状態でしょうか？

DATA

【臍帯動脈血】
pH 7.11、PCO_2 43.9mmHg、PO_2 18.2mmHg、HCO_3^- 13.5mmol/L、BE － 15.7mmol/L、乳酸 22.5mmol/L

【静脈血（出生後 1 時間、投与酸素 30%、呼吸数 78/ 分）】
pH 7.35、PCO_2 26.4mmHg、PO_2 47.7mmHg、HCO_3^- 14.5mmol/L、BE － 19.1mmol/L、乳酸 40.5mmol/L、Na 142mEq/L、K 4.0mEq/L、Cl 100mEq/L

血液ガス分析の結果を読み解こう！

pH

　臍帯動脈血では pH 7.11 と、アシデミアを認めます。出生後 1 時間の静脈血では、pH 7.35 とアシデミアは改善され、正常の pH の範囲です。

PCO_2

　臍帯動脈血の PCO_2 の基準値は 50mmHg ですので、43.9mmHg は正常範囲内です。ところが出生後 1 時間の静脈血では 26.4mmHg になっています。出生後の PCO_2 の正常値は 40±5mmHg ですので、正常下限より低値であることから、呼吸性アルカローシスだと判断できます。

HCO_3^-

　臍帯動脈血の HCO_3^- の基準値は 20mmol/L ですが、13.5mmol/L と低値を示しています。出生後 1 時間の静脈血でも 14.5mmol/L と改善を認めず、代謝性アシドーシスが持続しています。したがって、分娩直前の低酸素・虚血の影響が強かったと考えます。代謝性アシドーシスがあるのでアニオンギャップを計算します。「142 －（12.5 ＋ 100）＝ 29.5mEq/L」と増加しています。

乳酸値

　乳酸値は、臍帯動脈血では 22.5mmol/L、出生後 1 時間の静脈血でも 40.5mmol/L と、増悪傾向にあります。

● ● ● ● ●

　臍帯動脈の血液ガス分析では、代謝性因子主体のアシドーシスです。出生後 1 時間の静脈血の血液ガス分析の pH は 7.35 と正常下限ですが、HCO_3^- が減少していますのでアシドーシスです。アシドーシスは、酸である CO_2 の増加、または酸を中和する HCO_3^- の減少のいずれか、あるいは両方があった場合に生じます。この事例では、PCO_2 と HCO_3^- が共に減少していることから、アシドーシスの主因は HCO_3^- 減少、すなわち代謝性因子であると判断できます。酸である CO_2 を低下させるために、分時換気量の増加、すなわち多呼吸により CO_2 をより多く呼気へ排出させた結果であることがわかります。すなわち、代謝性アシドーシスの呼吸性代償になります。

> ## 解 答 ● 臍帯動脈血液ガス分析：代謝性アシドーシス／静脈血液ガス分析：代謝性アシドーシスの呼吸性代償

臍帯動脈血の血液ガス分析では pH 7.11 ですので、アシデミアです。PCO_2 は正常、HCO_3^- は 13.5mmol/L と低値ですので、代謝性アシドーシスです。静脈血による血液ガス分析では pH 7.35 と正常下限ですので、アシデミアです。PCO_2 は 26.4mmHg と呼吸性アルカローシスの状態で、HCO_3^- は 14.5mmol/L と代謝性アシドーシスです。代謝性アシドーシスの呼吸代償です。「ΔPCO_2＝（1.0〜1.3）×HCO_3^-＝（1.0〜1.3）×（24－14.5）＝（1.0〜1.3）×9.5＝9.5〜12.35」で、実測のΔPCO_2 は「40－26.4＝13.6」で予想式と近似していますので、代償性変化と考えられます。アニオンギャップは 29.5mEq/L と上昇しています。この児も乳酸値が著明に上昇していますので、この影響であると考えます。

児に多呼吸があることはドリル②の事例と同様ですが、ドリル②とは異なり、この事例の静脈血の血液ガス分析では PCO_2 が低値になっています。肺機能が正常なため、多呼吸によって呼吸性代償が行われていることがわかります。したがって、代謝性アシドーシスの呼吸性の代償性変化です。

代償性変化をおさらいしよう！

　体内ではいろいろなことが起こっています。生体内で不都合なことが生じ、恒常性が崩れた場合、種々の機転で正常化に向けた作用が起こります。これが代償性変化です。

　pH の変化は体液の恒常性を損ないます。4 つの変化に対して呼吸器と腎臓によって代償機転が働きます。代償にはそれぞれ代償にかかる時間と限界が存在します。また代償は異常 pH を限りなく 7.40 に近づけようとしますが、アシデミアからアルカレミア、またその逆に、アルカレミアからアシデミアまでの変化は起こしません。代償を超えた変化は混合性変化として考えなければなりません。

1．代謝性アシドーシス、アルカローシスに対する代償性変化

　代謝性アシドーシスは HCO_3^- が減少している状態です。Henderson-Hasselbalch の式（$pH=6.1+\log[HCO_3^-]/0.03\times PCO_2$）では HCO_3^- が小さくなるので、pH を保つには PCO_2 を減少させる必要があります。そこで分時換気量（＝一回換気量×呼吸回数）を増加させ、PCO_2 を低下させます。

　代償性に低下させる PCO_2 の範囲Δ PCO_2 は

$$\Delta PCO_2=(1.0\sim1.3)\times\Delta HCO_3^-$$

で計算されます（Δはデルタと読みます）。Δ HCO_3^- は HCO_3^- の正常値 24mmol/L（新生児は 20mmol/L、乳児は 22mmol/L、幼児期以降は 24mmol/L を使用することもある）から実測値を引いた差となります。代謝性アシドーシスに対して低下できる PCO_2 は 15mmHg が限界とされています。こうして計算されたΔ PCO_2 を正常 PCO_2 40mmHg から引いた値が実測 PCO_2 に近似していれば代償の範囲で、明らかに低値の場合は呼吸性アルカローシスを合併した混合性酸塩基平衡障害と推測されます。

一方、代謝性アルカローシスは HCO_3^- が増加している状態です。代謝性アシドーシスのときとは逆の反応で、pH を保つには PCO_2 を増加させる必要があります。そこで分時換気量を低下させ、PCO_2 を増加させます。これは呼吸抑制で、同時に酸素不足に陥るので、十分な代償を行うことができません。

代償性に増加させる PCO_2 の範囲Δ PCO_2 は

Δ PCO_2＝(0.6〜0.7)×Δ HCO_3^-

で計算されます。PCO_2 の代償のための増加の限界値は 60mmHg までです。こうして計算されたΔ PCO_2 を正常 PCO_2 40mmHg に加えた値が代償によって上昇したと考えられる PCO_2 で、実際の PCO_2 に近似していれば代償の範囲で、明らかに高値の場合は呼吸性アシドーシスを合併した混合性酸塩基平衡障害と推測されます。

2. 呼吸性アシドーシスとアルカローシスに対する代償性変化

呼吸性変化による代謝性代償が代謝性変化による呼吸性代償と異なる点は、代謝性代償には急性と慢性の代謝性変化が存在する点です。Henderson-Hasselbalch の式（pH＝6.1＋log［HCO_3^-］/0.03× PCO_2）で考えると、PCO_2 が増加すると pH を保つには腎臓近位尿細管では HCO_3^- の再吸収が進み、遠位尿細管で H^+ が排泄されます。これが慢性代償の機序で、平衡状態になるには約 1 週間かかります。一方、急性反応として酸である CO_2 が赤血球とヘモグロビンの緩衝作用によって HCO_3^- に変化します。この反応は 1 時間以内に起こります。

急性代償性変化では、PCO_2 10mmHg の増加に伴い HCO_3^- は 1mmol/L 増加して、最大 30mmol/L まで増加します。一方、慢性償性変化では、PCO_2 10mmHg の増加に伴い HCO_3^- は 3.5mmol/L 増加して、最大 42mmol/L まで増加します。これらの値を大きく超えた HCO_3^- の増加は代謝性アルカローシスを合併した混合性酸塩基平衡障害となります。同様に、呼吸性アルカローシスでは、PCO_2 が低下すると pH を保つために腎臓での HCO_3^- 喪失が生じます。

ドリル

❸ 新生児仮死後の多呼吸 ②

急性代償性変化では、PCO_2 10mmHg の低下に伴い HCO_3^- は 2mmol/L 減少して、最大 18mmol/L まで低下します。また、慢性代償性変化では、PCO_2 10mmHg の低下に伴い HCO_3^- は 5mmol/L 低下して、最大 12mmol/L まで増加します。これらの値を大きく超えた HCO_3^- の低下は代謝性アシドーシスを合併した混合性酸塩基平衡障害となります。

表●酸塩基平衡に対する代償性変化予測計算式

酸塩基平衡	代償性変化	予測計算式	限界値
代謝性 アシドーシス	$CO_2 \downarrow$	$\Delta PCO_2 =$ $1.0 \sim 1.3 \times \Delta HCO_3^-$	$PCO_2 =$ 15mmHg
代謝性 アルカローシス	$CO_2 \uparrow$	$\Delta PCO_2 =$ $0.6 \sim 0.7 \times \Delta HCO_3^-$	$PCO_2 =$ 60mmHg
呼吸性 アシドーシス	急性 $HCO_3^- \uparrow$	$\Delta HCO_3^- =$ $0.1 \times \Delta PCO_2$	$HCO_3^- =$ 30mmol/L
	慢性 $HCO_3^- \uparrow$	$\Delta HCO_3^- =$ $0.3 \sim 0.35 \times \Delta PCO_2$	$HCO_3^- =$ 42mmol/L
呼吸性 アルカローシス	急性 $HCO_3^- \downarrow$	$\Delta HCO_3^- =$ $0.2 \times \Delta PCO_2$	$HCO_3^- =$ 18mmol/L
	慢性 $HCO_3^- \downarrow$	$\Delta HCO_3^- =$ $0.4 \sim 0.5 \times \Delta PCO_2$	$HCO_3^- =$ 12mmol/L

新生児仮死後の多呼吸③

事例 母親は 35 歳の初妊初産です。在胎 37 週 0 日、出生体重 2,826g で出生しました。母親は妊娠 36 週 0 日に妊娠高血圧症候群で入院しました。妊娠 37 週 0 日に陣痛が発来し、12 時間後に分娩となりました。胎児心拍数モニタリングで分娩直前に胎児心拍が 50bpm に低下したため、吸引分娩で出生しました。Apgar スコアは 8 点（1 分）、8 点（5 分）でした。血性羊水でしたが、胎便性羊水混濁は認めませんでした。

出生後、多呼吸とチアノーゼが続くため持続陽圧呼吸法（CPAP）で呼吸補助を行いました。CPAP 後もチアノーゼが続くため保育器に収容し、酸素濃度 30％で経過を見ていました。生後 1 時間での呼吸数は 90/ 分、心拍 120/ 分、SpO_2 99％でした。生後 1 時間で児の血液ガスを検査しました。

この赤ちゃんはどういう状態でしょうか？

【臍帯動脈血】

pH 7.19、PCO_2 69.3mmHg、PO_2 8.2mmHg、HCO_3^- 26.1mmol/L、
BE － 3.6mmol/L、乳酸 4.15mmol/L

【静脈血（出生後 1 時間、投与酸素 30％、呼吸数 90/ 分）】

pH 7.23、PCO_2 58.0mmHg、PO_2 46.5mmHg、HCO_3^- 23.7mmol/L、
BE － 4.2mmol/L、乳酸 4.71mmol/L、Na 138mEq/L、K 4.0mEq/L、
Cl 103mEq/L

血液ガス分析の結果を読み解こう！

pH

　臍帯動脈血では pH 7.19 と、臍帯血としては軽度のアシデミアです。生後 1 時間の静脈血では、pH 7.23 と 7.35 未満ですので、アシデミアは完全には改善していません。

PCO_2

　臍帯動脈血の PCO_2 は 69.3mmHg ですので、正常上限の 50mmHg を超えています。生後 1 時間の児の静脈血では PCO_2 58.0mmHg で、臍帯動脈血の $PaCO_2$ 69.3mmHg から改善は見られているものの、生後の PCO_2 の正常範囲 40±5mmHg の正常上限を上回っています。呼吸数が 90/ 分とかなりの多呼吸が見られていますが、CO_2 の貯留がありますので、換気障害の状態です。

HCO_3^-

　臍帯動脈血の HCO_3^- は 26.1mmol/L で、基準値が 20mmol/L 未満ですので、正常範囲です。生後 1 時間の静脈血では 23.7mmol/L で、これも正常下限の 22.0mmol/L は下回っていませんが、臍帯動脈血の HCO_3^- と比較すると、やや悪化しています。アシドーシスなのでアニオンギャップを計算すると、「138 −（103＋23.7）＝11.3mEq/L」で正常です。

　分娩直前の胎児機能不全（non-reassuring fetal status）の影響で HCO_3^- が低下した可能性が考えられます。

乳酸値

　乳酸値は臍帯動脈血では 4.15mmol/L、出生後 1 時間の静脈血でも 4.71mmol/L と、HCO_3^- 同様、軽度の悪化が見られています。

● ● ● ● ●

　臍帯動脈血の血液ガス分析では呼吸性アシドーシスの所見のみで、代謝性アシドーシスまでの進展は認めませんでした。胎児心拍数モニタリングでは直前に心拍低下を認めましたが、吸引分娩による急速遂娩で出生しました。出生時は自発呼吸もあり、生後 1 分では全身チアノーゼのみで、Apgar スコアは 8 点でした。その後も多呼吸と全身チアノーゼがあり、5 分後の Apgar スコア

も8点でした。胎盤病理では80%の胎盤早期剥離でした。母体は妊娠高血圧症候群でしたが児の胎児発育不全はなく、娩出直前に胎盤早期剥離を起こしたものだと考えました。

　胎盤早期剥離では、胎盤でのガス交換がうまくいかず、臍帯動脈血の血液ガスでは CO_2 の貯留がよく見られ、呼吸性のアシドーシスとなります。早期に娩出されれば、代謝性アシドーシスは見られず、呼吸性アシドーシス単独の状態のことも多く見られます。娩出が遅れれば当然、胎児の酸素不足から嫌気的解糖系が働き、代謝性アシドーシスとなり、混合性のアシドーシスに至ります。この児では、羊水混濁がなく、念のために行った胃液でのマイクロバブルテストもストロングでしたので、胸部エックス線所見と臨床経過から、最終的に重症の新生児一過性多呼吸であると診断しました。

> ### 解 答 ● 臍帯動脈血液ガス分析：呼吸性アシドーシス／静脈血液ガス分析：呼吸性アシドーシス
>
> 　臍帯動脈血の血液ガス分析では pH は 7.19 で、アシデミアです。PCO_2 は高値ですが、HCO_3^- は正常範囲ですので、呼吸性アシドーシスです。静脈血の血液ガス分析では pH 7.23 ですので、アシデミアです。PCO_2 58.0mmHg は高値ですが、HCO_3^- は正常ですので、アシドーシスの原因は呼吸性です。最終的な診断は呼吸性アシドーシスになります。アニオンギャップは「$138-(103+23.7)=11.3mEq/L$」と正常範囲内です。

ドリル

❹ 新生児仮死後の多呼吸 ③

新生児仮死後、呼吸数は正常の児

事例　母親は 28 歳の初妊初産です。在胎 41 週 2 日、出生体重 3,586g で出生しました。陣痛が見られず胎児が大きめなので、妊娠 41 週 0 日に分娩誘発目的で入院し、誘発を開始しました。妊娠 41 週 2 日に有効な陣痛が出現し、胎児心拍数モニタリングでは異常を認めず、分娩経過は順調でしたが、回旋異常のため吸引分娩で娩出となりました。Apgar スコアは 8 点（1 分）、9 点（5 分）でした。羊水混濁はありませんでした。

　生後 2 時間で振戦が出現しましたが、呼吸数は 40/ 分で呼吸窮迫症状はありません。臍帯動脈血の血液ガス分析でアシドーシスが認められたため、血糖とともに血液ガスの再検を行いました。

　この赤ちゃんはどういう状態でしょうか？

【臍帯動脈血】

pH 7.14、PCO_2 55.2mmHg、PO_2 19.6mmHg、HCO_3^- 18.3mmol/L、BE － 11.2mmol/L、乳酸 6.2mmol/L

【静脈血（出生後 2 時間、呼吸数 40/ 分）】

pH 7.46、PCO_2 25.9mmHg、PO_2 32.2mmHg、HCO_3^- 22.1mmol/L、BE － 4.1mmol/L、乳酸 2.5mmol/L、Na 138mEq/L、K 4.0mEq/L、Cl 103mEq/L

血液ガス分析の結果を読み解こう！

pH

　臍帯動脈血では pH 7.14 と、アシデミアを認めます。出生後 2 時間の静脈血では pH 7.46 とアシデミアは改善されて、逆にアルカレミアの状態です。

PCO_2

　臍帯動脈血の PCO_2 の基準値は 50mmHg ですが、55.2mmHg と高値で、呼吸性アシドーシスです。出生後 2 時間の静脈血では PCO_2 25.9mmHg で、生後の PCO_2 の正常範囲 40±5mmHg の正常下限より低値ですので、呼吸性アルカローシスの状態です。

HCO_3^-

　臍帯動脈血の HCO_3^- の基準値は 20mmol/L ですが、18.3mmol/L と低値で、代謝性アシドーシスの状態です。出生後 2 時間の静脈血では 22.1mmol/L と、改善を認めています。代謝性アシドーシスは改善されています。

乳酸値

　乳酸値は臍帯動脈血では 6.2mmol/L、生後 2 時間の静脈血でも 2.5mmol/L と、改善傾向にあります。

● ● ● ● ●

　臍帯動脈血の血液ガス分析では混合性のアシドーシスでした。出生 2 時間後の pH は正常範囲ですが、7.40 以上です。すなわちアルカレミア傾向にあります。pH を確認せず、BE と PCO_2 の値だけを見ると、BE にーの記号が付いているので、代謝性アシドーシスの呼吸性代償であると勘違いすることがあります。前回の検査結果は重要ですが、血液ガスを判断する場合は、まず必ず pH を確認してアシドーシスに傾いているのか、アルカローシスに傾いているのかを確認しましょう。代償によって pH がアシドーシスからアルカローシスにまで変化することはありません。この事例では安静時に多呼吸はないので、採血時に啼泣のため多呼吸になって、一時的な呼吸性アルカローシスに陥ったと考えられます。常に採血時の呼吸状況を確認しましょう。

　臍帯動脈血の血液ガス分析は pH 7.14 でアシデミアです。PCO$_2$ が高値
で HCO$_3$$^-$ が低値ですので、混合性アシドーシスになります。静脈血の血液
ガス分析は pH 7.46 と、アルカレミアです。PCO$_2$ は低下し、HCO$_3$$^-$ は
正常範囲ですので、呼吸性アルカローシスの状態です。アルカレミアです
ので、アニオンギャップを計算する必要はありません。ドリル④の事例は
児の pH が 7.23 とアシデミアで、この事例は 7.46 とアルカレミアであ
る点が異なります。

Q 血液ガス分析器はどのように使い分けたらよいですか？

　A 血液ガス分析器の機種によっては、BE の前に A がついた ABE、
S がついた SBE の 2 種類が表示されています。ABE は actual
（実際の）BE、SBE は standard（標準の）BE という意味です。SBE
は PCO$_2$ が 40mmHg の際の偏位量を計算しています。そのため ABE
と SBE は PCO$_2$ が 40mmHg 前後のときはほぼ一致します。2 つの値
が異なるとき、どのように使い分けるのでしょうか？PCO$_2$ が
40mmHg 前後では ABE を、PCO$_2$ が非常に高値の場合は SBE を使
います。

予期せぬ新生児仮死

事例　母親は 32 歳の初妊初産です。在胎 37 週 5 日、2,947g で出生しました。妊娠 37 週 5 日で陣痛発来し、産科を受診して 3 時間後に分娩となりました。胎児心拍数モニタリングで、分娩直前にモニター上で心拍を確認できなくなりました。母体発熱はなく、妊娠後期の腟培養からも有意な菌は検出されていませんでした。Apgar スコアは 1 点（1 分）、4 点（5分）、4 点（10 分）でした。前期破水はなく、羊水混濁も認めませんでした。

　出生時、無呼吸と筋緊張低下が見られたため、蘇生の初期処置を行いました。無呼吸があり心拍 70/ 分であったためマスクとバッグでの人工換気を開始しました。心拍は 100/ 分以上に改善しましたが、自発呼吸がないため生後 10分で気管挿管し、NICU に入院しました。入院時、30% 酸素投与で SpO₂ は 100% でしたが、児の皮膚色はすぐれませんでした。NICU 入院後 30 分（生後 45 分）で血液ガスを検査しました。

　この赤ちゃんはどういう状態でしょうか？

【臍帯動脈血】

pH 7.26、PCO_2 50.5mmHg、PO_2 10.0mmHg、HCO_3^- 20.0mmol/L、BE − 5.6mmol/L、乳酸 7.5mmol/L

【静脈血（出生後 45 分、F_1O_2 0.4、PIP 20cmH₂0、PEEP 4cmH₂0、吸気時間 0.5 秒、換気回数 20/ 分）】

pH 7.06、PCO_2 47.7mmHg、PO_2 68.5mmHg、HCO_3^- 12.5mmol/L、BE − 17.4mmol/L、乳酸 12.8mmol/L、Na 139mEq/L、K 4.0mEq/L、Cl 103mEq/L

⠿ 血液ガス分析の結果を読み解こう！

pH

　臍帯動脈血では pH 7.26 とアシデミアですが、臍帯動脈血としては正常です。生後 45 分の静脈血では pH 7.06 ですので、アシデミアが進行しています。

PCO₂

　臍帯動脈血の PCO₂ の基準値は 50.5mmHg ですので、正常上限をやや超えています。生後 45 分の静脈血では PCO₂ 47.7mmHg で、生後の PCO₂ の正常範囲 40±5mmHg の正常上限を超えています。人工呼吸管理中ですが、十分に換気されていない状態で、軽度の呼吸性アシドーシスです。

HCO₃⁻

　臍帯動脈血の HCO₃⁻ の基準値は 20mmol/L ですので、正常です。生後 45 分の静脈血では 12.5mmol/L と、正常下限の 22.0mmol/L より著明に低下しています。代謝性アシドーシスが進行しています。代謝性アシドーシスなのでアニオンギャップを計算すると、「139－（103＋12.5）＝23.5mEq/L」と上昇しています。

乳酸値

　臍帯動脈血では 7.5mmol/L、出生後 45 分の静脈血でも 12.8mmol/L と、やや悪化傾向にあります。

● ● ● ● ●

　臍帯動脈血の血液ガス分析では軽度の混合性アシドーシスを認めましたが、胎児心拍数モニタリングでは明らかな異常は見られませんでした。しかし蘇生に対する反応は悪く、10 分後の Apgar スコアは 4 点でした。胎児機能不全（non-reassuring fetal status）が明確な場合、通常は蘇生に反応すれば、臍帯動脈血の血液ガス所見と比べて、静脈血の血液ガス所見は改善します。今回のように蘇生に対する反応が悪い場合は、酸素飽和度が良くても代謝性アシドーシスが進行していることがありますので、出生後 1 時間ぐらいで血液ガス分析が必要になります。

解答 ● 臍帯動脈血液ガス分析：正常／静脈 血液ガス分析：混合性アシドーシス

　臍帯動脈血の血液ガス分析では pH 7.26 で、数値的にアシデミアですが、臍帯動脈血としては正常です。

　静脈血の血液ガスは pH 7.06 で、アシデミアです。PO_2 の上昇と HCO_3^- の低下がありますので、混合性アシドーシスであると診断されます。アニオンギャップは 23.5mEq/L と上昇しており、乳酸値が上昇しているので、その影響だと考えます。

Q 臍帯血の血液ガス分析では、出生後どれぐらいまでなら分娩直後の検体と差がないのですか？

A よく質問を受けるのですが、今のところ正解はありません。『産婦人科診療ガイドライン 2014　産科編』には、「分娩直後の臍帯動脈血液ガス分析結果は分娩前・分娩中の胎児の血液酸素化程度を反映する」と書かれています。あくまでも、分娩直後というところがポイントです。

　ちょっと昔の流行語風に言えば「いつ測る？」「今でしょ！」なのです。

ドリル

❻予期せぬ新生児仮死

低体温療法を行う際に分娩施設で必要な 適応基準（その2）

　この児は低体温療法を行いました。分娩施設で臍帯血の血液ガス分析をぜひ行ってください。なお、適応基準Aはドリル①のコラム（p.129）に示しました。適応基準Bは以下の通りです。

【適応基準B】

　中等症から重症の脳症（Sarnat分類2度以上に相当）、すなわち意識障害（傾眠、鈍麻、昏睡）および少なくとも以下のうち1つを認めるもの（新生児低酸素性虚血性脳症に詳しい新生児科医もしくは小児神経科医が診察することが望ましい）

- 筋緊張低下
- 「人形の目」反射もしくは瞳孔反射異常を含む異常反射
- 吸啜の低下もしくは消失
- 臨床的痙攣

[除外基準]

- 冷却開始の時点で、生後6時間を超えている場合

　産科診療施設で【適応基準B】を判断するのは困難ですので、迷ったら低体温療法実施可能施設に相談してください。低体温療法は生後6時間以内に開始するのが予後改善につながりますので、搬送時間を含めて早期に相談してください。

ドリル 7 胎児頻脈後の新生児仮死

事例　母親は 28 歳の 2 妊 2 産です。在胎 35 週 6 日、出生体重 2,215g で出生しました。入院当日の朝 10 時に陣痛が発来し、外来を受診し、そのまま入院となりました。胎児心拍数モニタリングでは胎児心拍数が入院時から 170〜180bpm と、軽度頻脈で経過していました。14 時に人工破膜したところ、緑色の羊水を認めました。母体発熱はなく、妊娠後期の腟培養からも有意な菌は検出されていませんでした。Apgar スコアは 1 点（1 分）、3（5 分）点でした。

　出生時、無呼吸と筋緊張低下があり、蘇生の初期処置を行いました。無呼吸で心拍 54/ 分だったので、マスクとバッグによる人工換気を開始しました。30 秒間の人工呼吸で心拍 120/ 分と改善しましたが、自発呼吸が見られないため、生後 3 分で挿管しました。重症仮死のため NICU に転院となりました。転院直前に静脈血の血液ガス分析を行い、血算・CRP を提出しました。流量膨張式バッグを用いて PIP 20cmH$_2$O、PEEP 4cmH$_2$O、吸気時間 0.5 秒、換気回数 40/ 分で人工換気を行いましたが、胸郭の上がりが悪い状態でした。100％酸素投与で SpO$_2$ は 90％でした。血圧も収縮期 30mmHg、拡張期 20mmHg と低値でした。

　この赤ちゃんはどういう状態でしょうか？

ドリル

❼胎児頻脈後の新生児仮死

【臍帯動脈血】

pH 7.13、PCO₂ 66.3mmHg、PO₂ 5.3mmHg、HCO₃⁻ 21.5mmol/L、

BE－8.5mmol/L、乳酸 8.44mmol/L

【静脈血（出生後 30 分、FIO₂ 1.0、PIP 20cmH₂O、PEEP 4cmH₂O、

吸気時間 0.5 秒、換気回数 40/ 分）】

pH 7.03、PCO₂ 61.0mmHg、PO₂ 61.2mmHg、HCO₃⁻ 15.8mmol/L、

BE－15.6mmol/L、乳酸 10.83mmol/L、Na 140mEq/L、K 4.1mEq/L、

Cl 100mEq/L

血液ガス分析の結果を読み解こう！

pH

　臍帯動脈血では pH 7.13 と、軽度のアシデミアです。NICU 入院後の児の静脈血では pH 7.03 と、アシデミアが進行しています。

PCO₂

　臍帯動脈血の PCO₂ は 66.3mmHg で、基準値は 50mmHg ですので、正常上限を超えています。児の静脈血では PCO₂ 61.0mmHg で、非常に換気条件が高い状態で人工換気を行っているにもかかわらず、生後の PCO₂ の正常範囲 40±5mmHg の正常上限を上回っています。PIP が 20cmH₂O で換気回数 40/ 分でも PCO₂ が高値なので、胸郭コンプライアンスが悪く（硬い肺）、一回換気量が低下していると考えられます。

HCO₃⁻

　臍帯動脈血の HCO₃⁻ の基準値は 20mmol/L であり、21.5mmol/L と正常範囲内ですが、逆に静脈血では 15.8mmol/L と、正常下限の 22.0mmol/L より低下しています。代謝性アシドーシスの進行が見られます。代謝性アシドーシスですのでアニオンギャップを計算すると、「140－（100＋15.8）＝24.2mEq/L」と上昇しています。

乳酸値

　乳酸値は臍帯動脈血では 8.44mmol/L、静脈血でも 10.83mmol/L と、悪化傾向にあります。

●　●　●　●　●

　臍帯動脈血の血液ガス分析では呼吸性アシドーシスの所見を認めました。挿管して強力に人工換気を行っても呼吸性アシドーシスの改善はなく、さらに SpO_2 は 90％で代謝性アシドーシスも認めています。

> **解　答** ● **臍帯動脈血液ガス分析：混合性アシドーシス／静脈血液ガス分析：混合性アシドーシス**

　臍帯動脈血の血液ガスの pH は 7.13 ですので、アシデミアです。PCO_2 66.3mmHg は高値で、HCO_3^- 21.5mmol/L は低値ですので、混合性アシドーシスです。HCO_3^- 21.5mmol/L は低値ですが、臍帯動脈としては正常範囲内です。同様に静脈血の血液ガス分析でも pH 7.03 ですので、アシデミアです。PCO_2 の高値、HCO_3^- の低値を認めますので、混合性アシドーシスです。アニオンギャップは 24.2mEq/L と上昇していますが、乳酸値の上昇も認めますので、その影響であると考えてよいでしょう。

ドリル

❼胎児頻脈後の新生児仮死

子宮内感染による胎児頻脈

　この事例は胃内羊水の塗抹標本でグラム陰性桿菌が検出され、最終的には子宮内感染に伴う緑膿菌（*Pseudomonas aeruginosa*）敗血症および肺炎と診断されました。敗血症性ショックのため、生後 12 時間で死亡しました。

　胸部エックス線で肺野にスリガラス様所見と air bronchogram を認めました。子宮内での低酸素の場合、通常は胎児心拍数モニタリングでは徐脈傾向になりますが、子宮内感染症では逆に頻脈になることがあります。頻脈が認められた場合は子宮内感染に伴う肺炎も考慮して挿管の準備を含め人員の確保が必要です。

Q 新生児一過性多呼吸が認められたとき、どう対応すればよいですか？

A 臍帯動脈血の血液ガス分析で軽度のアシドーシスが認められる場合、生後 1 時間ぐらいで改善が見られることが普通です。この事例は、Apgar スコア上は仮死ではないので、出生後の気胸の影響で二酸化炭素の貯留と酸素化の低下により代謝性アシドーシスが進行したと考えられます。新生児一過性多呼吸では、通常、遅れて呻吟や陥没呼吸が出現することはないので、胸部エックス線撮影が必要になります。気胸や縦隔気腫を疑った場合には、正面像だけでは見逃しやすいので、cross table lateral と言われる仰臥位側面像を撮影することにより、見落としが少なくなります。

新生児仮死蘇生後の呼吸障害増悪

事例 母親は28歳の初妊初産です。在胎39週6日、出生体重3,105gで出生しました。陣痛が発来して産科を受診し、そのまま入院となりました。入院後破水し、胎児心拍数モニタリングで遅発一過性徐脈が認められたため、吸引分娩で出生しました。Apgarスコアは8点（1分）、10点（5分）でした。

多呼吸が見られましたがチアノーゼは認められなかったため、25%酸素投与で保育器に収容し、経過観察していました。その後、呼吸数は徐々に増加し、生後30分ぐらいで呻吟と陥没呼吸が見られるようになり、SpO_2も80%台と低下しました。

この赤ちゃんはどういう状態でしょうか？

D A T A

【臍帯動脈血】

pH 7.19、PCO_2 54.1mmHg、PO_2 12.3mmHg、HCO_3^- 19.3mmol/L、BE－8.6mmol/L、乳酸 9.3mmol/L

【静脈血（出生後60分、投与酸素40%、呼吸数90/分）】

pH 7.10、PCO_2 71.7mmHg、PO_2 29.5mmHg、HCO_3^- 19.0mmol/L、BE－11.4mmol/L、乳酸 13.8mmol/L、Na 140mEq/L、K 4.0mEq/L、Cl 100mEq/L

✦ 血液ガス分析の結果を読み解こう！

pH

　臍帯動脈血では pH 7.19 で、軽度のアシデミアです。静脈血では pH 7.10 と、ややアシデミアの進行が見られます。

PCO_2

　臍帯動脈血の PCO_2 は 54.1mmHg と、基準値上限の 50mmHg を超えています。静脈血による血液ガス分析では PCO_2 71.7mmHg で、多呼吸にもかかわらず生後の PCO_2 正常範囲 40±5mmHg の正常上限を超えて、臍帯動脈血の PCO_2 より悪化しています。有効な換気がなされていないことがわかります。

HCO_3^-

　臍帯動脈血の HCO_3^- の基準値は 20mmol/L ですが、19.3mmol/L とやや低値です。静脈血による血液ガス分析では 19.0mmol/L と、正常下限の 22.0mmol/L より低下しており、改善は見られません。代謝性アシドーシスですのでアニオンギャップを計算してみると、「140−（100＋19.0）＝21mEq/L」と上昇しています。

乳酸値

　乳酸値は臍帯動脈血では 9.3mmol/L、静脈血でも 13.8mmol/L と、やや悪化傾向にあります。

● ● ● ● ●

　臍帯動脈血の血液ガス分析では軽度の混合性アシドーシスの所見を認め、静脈血の血液ガス分析でもアシドーシスの進行が見られます。アシドーシス進行の主因は CO_2 の貯留です。児は出生直前に胎児心拍数モニタリングで胎児機能不全（non-reassuring fetal status）が認められましたが、Apgar スコア自体は良好でした。出生後 30 分ぐらいで多呼吸、呻吟、陥没呼吸といった呼吸窮迫症状が出現し、呼吸障害が重症化しています。結果的には胸部エックス線撮影で縦隔気腫と右の前方気胸と診断されました。

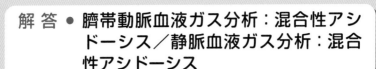

解 答 ● 臍帯動脈血液ガス分析：混合性アシドーシス／静脈血液ガス分析：混合性アシドーシス

　臍帯動脈血の血液ガスの pH は 7.19 ですので、アシデミアです。PCO_2 は正常上限以上で、HCO_3^- は正常下限以下ですので、代謝性アシドーシスと呼吸性アシドーシスが混在した混合性アシドーシスです。静脈血の血液ガス分析では pH 7.10 と、アシデミアは増悪しています。PCO_2 71.7mmHg は著明に上昇していますが、HCO_3^- に変化はありません。呼吸性アシドーシス主体の混合性アシドーシスです。アニオンギャップは 21mEq/L と上昇していますが、乳酸値も上昇していますので、この影響であると考えます。

Q 緊張性気胸が疑われたとき、どう対応すればよいですか？

A 人工呼吸管理中や酸素投与中に SpO_2 が低下し、F_IO_2 を 100% にしても SpO_2 の改善が見られないときは緊張性気胸を疑います。もちろん聴診所見で呼吸音の異常が認められ、視診で片側の胸郭の膨隆があれば、透光試験で気胸の存在を確認して胸腔穿刺を行います。

ドリル

❽新生児仮死蘇生後の呼吸障害増悪

ドリル 9 新生児仮死後、SpO₂ は 100%なのに蒼白の児

事例　母親は 30 歳の初妊初産です。在胎 38 週 6 日、出生体重 2,995g、双胎の第 2 子として出生しました。妊婦健診の際に胎児心拍数モニタリングで遅発一過性徐脈が認められたため入院となりました。入院後に破水し、その後も遅発一過性徐脈が頻回に認められたため、緊急帝王切開で出生しました。羊水混濁は認めませんでした。Apgar スコアは 2 点（1 分）、2 点（5 分）でした。

　蘇生の初期処置を行いましたが、自発呼吸がなく心拍 80/ 分だったので、マスクとバッグで人工呼吸を開始しました。徐脈は改善しましたが自発呼吸が発来しないため、生後 3 分で挿管して人工換気を開始しました。5 分後に SpO₂ は 100%になりましたが、皮膚は蒼白で筋緊張は低下していました。児は NICU に搬送されました。

　この赤ちゃんはどういう状態でしょうか？

D A T A

【臍帯動脈血】

pH 6.86、PCO₂ 72.6mmHg、PO₂ 23.3mmHg、HCO₃⁻ 12.8mmol/L、BE − 21.0mmol/L、乳酸 9.3mmol/L

【静脈血（出生後 60 分、F₁O₂ 0.4、PIP 20cmH₂O、PEEP 4cmH₂O、吸気時間 0.5 秒、換気回数 20/ 分）】

pH 6.64、PCO₂ 148mmHg、PO₂ 31.3mmHg、HCO₃⁻ 14.9mmol/L、BE − 17.9mmol/L、乳酸 20.8mmol/L、Na 140mEq/L、K 4.0mEq/L、Cl 99mEq/L

🔴 血液ガス分析の結果を読み解こう！

pH

　臍帯動脈血では pH 6.86 で、重度のアシデミアです。NICU 入院後の静脈血では pH 6.64 と、さらにアシデミアが進行しています。

PCO₂

　臍帯動脈血の PCO_2 は 72.6mmHg と、基準値上限の 50mmHg を超えています。児の静脈血では PCO_2 148mmHg で、人工換気中にもかかわらず生後の PCO_2 の正常範囲 40±5mmHg の正常上限を超えて、臍帯動脈血の PCO_2 より悪化しています。

HCO₃⁻

　臍帯動脈血の HCO_3^- の基準値は 20mmol/L ですが、12.8mmol/L と低値です。静脈血では 14.9mmol/L で、改善は見られていません。代謝性アシドーシスですのでアニオンギャップを計算すると、「140－（99＋14.9）＝26.1mEq/L」と上昇しています。

乳酸値

　乳酸値は臍帯動脈血では 9.3mmol/L、静脈血でも 20.8mmol/L と、悪化傾向にあります。

● ● ● ● ●

　臍帯動脈血の血液ガス分析では重度の混合性アシドーシスを認め、出生後の静脈血の血液ガス分析でも混合性アシドーシスの進行が見られています。児は出生直前に胎児心拍数モニタリングで遅発一過性徐脈が認められ、蘇生処置を行ったにもかかわらず、Apgar スコアは 2 点（1 分）、2 点（5 分）で改善が見られませんでした。また、SpO_2 が 100％にもかかわらず、全身が蒼白でした。

　多項目の検査が実施できる機器だったので、児の臍帯動脈血の血液ガス分析結果を見直すと、ヘモグロビン値が 2.8g/dL（標準値 12g/dL 以上）で、重度の貧血状態でした。後日、NICU から双胎間輸血症候群であると診断したとの報告を受けました。ヘモグロビン値が低値のため、SpO_2 が 100％であって

も組織への酸素の運搬と肺への二酸化炭素の運搬がうまくいかず、嫌気的解糖が進み、代謝性アシドーシスの進行と CO_2 の貯留が進んだと考えます。

　胎児貧血でも、胎児心拍数モニタリングで sinusoidal pattern（サイナソイダルパターン）を示さない例も多いので、注意が必要です。

解答 ● 臍帯動脈血液ガス分析：混合性アシドーシス／静脈血液ガス分析：混合性アシドーシス

　臍帯動脈血の血液ガスの pH は 6.86 ですので、重度なアシデミアです。HCO_3^- は正常下限以下、PCO_2 は正常上限以上ですので、代謝性アシドーシスと呼吸性アシドーシスとが混在した混合性アシドーシスです。静脈血の血液ガス分析では pH は 6.64 と、さらにアシデミアが悪化しています。PCO_2、HCO_3^- ともに悪化しています。アニオンギャップは「140−(99＋14.9)＝26.1mEq/L」と上昇していますが、乳酸が高値ですので、その影響であると考えます。

血液ガス
豆知識　　**胎児貧血と予後**

　重度の胎児貧血では生後早期の貧血の改善が必要です。赤血球輸血か赤血球による交換輸血を行うかは貧血の程度によります。赤血球輸血は心不全がない場合でも上限は 2mL/kg/ 時で、重症の貧血では改善に時間がかかります。一般的には出生時のヘモグロビン濃度が 4g/dL 未満であると、早期に貧血を改善しても中枢神経障害を起こすことが多いようです。

Q 赤ちゃんの状態が悪い場合、血液ガスの項目と併せて注意すべき値はありますか？

A 多機能の血液ガス分析器ではガス分析以外にヘモグロビンが測定できるものがありますので、児の状態が悪い場合には血液ガスの項目以外にヘモグロビン値にも気を配る必要があります。胎児貧血でも、胎児心拍数モニタリングで sinusoidal pattern（サイナソイダルパターン）を示さない例も多いので、注意しましょう。

　胎児貧血は出生前に診断できないことがまれではありません。胎児貧血の原因として最も多いのは血液型不適合妊娠、特に Rh 不適合による溶血性疾患と教科書には書かれていますが、現在は抗 D ヒト免疫グロブリンの導入でその発症を見ることはなくなりました。今、軽症例を含めて多いのは、母児間輸血症候群ではないでしょうか。児の貧血を認めた場合、母体のヘモグロビン F とαフェトプロテイン濃度を測定してください。また、伝染性紅斑（リンゴ病）の流行期では、パルボウイルス B19 の検査が重要です。非常にまれですが、先天性再生不良性貧血が認められることがあります。ルチーンで網状赤血球を検査していても結果を見逃していることがあるので、提出された検査結果は必ず確認する癖をつけましょう。貧血があり網状赤血球が低値の場合にはこの病気が強く疑われます。

ドリル

❾ 新生児仮死後、SpO₂は100％なのに蒼白の児

蘇生後も筋緊張の改善が見られない新生児仮死

事例　母親は33歳の初妊初産です。在胎37週5日、出生体重2,680gで出生しました。妊娠32週5日に羊水過多が疑われ、精査・管理の目的で周産期センターに母体搬送となりました。AFI（amniotic fluid index）42cm、羊水ポケット14cmと羊水過多を認めました。胎児形態異常は見られませんでしたが、胎動は乏しく四肢が伸展気味で、呼吸様運動も認めませんでした。胎児心拍数モニタリングでは異常は認めず、37週5日に自然陣痛が発来し、その後は順調に進行して分娩となりました。アプガースコアは4点（1分）（皮膚色0、心拍数2、刺激に対する反応1、筋緊張1、呼吸0）、7点（5分）（皮膚色2、心拍数2、刺激に対する反応1、筋緊張1、呼吸1）でした。

　出生時は無呼吸で筋緊張は低下しており、蘇生の初期処置を行いました。無呼吸で心拍110/分だったので、マスクとバッグによる人工換気を開始しました。30秒間のマスクとバッグによる蘇生処置でも自発呼吸が見られないため、人工換気を続けたところ、生後3分で自発呼吸が弱々しく認められました。重症仮死のためNICUに入院しました。SpO_2 は酸素60%投与で99%でした。

　この赤ちゃんはどういう状態でしょうか？

DATA

【臍帯動脈血】

pH 7.33、PCO$_2$ 39.3mmHg、PO$_2$ 10.3mmHg、HCO$_3^-$ 21.5mmol/L、
BE − 5.2mmol/L、乳酸 2.44mmol/L

【静脈血（出生後 30 分、投与酸素 60%）】

pH 7.03、PCO$_2$ 81.0mmHg、PO$_2$ 61.2mmHg、HCO$_3^-$ 24.8mmol/L、
BE − 3.6mmol/L、乳酸 4.83mmol/L、Na 140mEq/L、K 4.0mEq/L、
Cl 104mEq/L

血液ガス分析の結果を読み解こう！

pH

　臍帯動脈血では pH 7.33 で、正常です。NICU 入院後（生後 30 分）の静脈血では pH 7.03 と、アシデミアになっています。

PCO$_2$

　臍帯動脈血の PCO$_2$ の基準値は 50mmHg ですので、正常範囲です。静脈血では PCO$_2$ 81.0mmHg で、生後の PCO$_2$ の正常範囲 40±5mmHg の上限をはるかに上回っています。自発呼吸が弱いことによる換気障害と考えられます。

HCO$_3^-$

　臍帯動脈血の HCO$_3^-$ は 21.5mmol/L で、基準値は 20mmol/L ですので正常範囲内です。静脈血では 24.8mmol/L と正常で、代謝性アシドーシスは認めません。

乳酸値

　乳酸値は臍帯動脈血では 2.44mmol/L、静脈血でも 4.83mmol/L と、正常範囲にあります。

●　●　●　●　●

ドリル

⑩蘇生後も筋緊張の改善が見られない新生児仮死

臍帯動脈血の血液ガス分析では異常を認めないにもかかわらず、Apgar スコアは 4 点（1 分）、7 点（5 分）で、筋緊張が弱く、刺激に対する反応が悪い状態です。静脈血の血液ガス分析では呼吸性アシドーシスを認めています。筋疾患においては呼吸筋も障害を受けることがあるため、十分な吸気ができずに一回換気量が減り、CO_2 の貯留が起こります。通常は換気回数を増加させ二酸化炭素濃度を正常域に保とうとしますが、その代償が働かないときに CO_2 の貯留が起こります。全身麻酔下で帝王切開を行った際に見られる sleeping baby にも同様の病態が起こります。このケースでは極端な場合には無呼吸に陥ってしまいます。

　事例の児は floppy infant（筋緊張低下児）の状態で、後に撮影された胸部エックス線写真では肋骨が細く胸郭がベル型でした。一方、母親も妊娠中に筋力低下を自覚していました。先天性筋緊張性ジストロフィーを疑い遺伝子検査を行ったところ、CTG リピート数が約 2,000 回と異常を認め、先天性筋緊張性ジストロフィーと診断されました。筋緊張性ジストロフィーは常染色体優性遺伝の疾患ですが、子の世代の方が症状はより重くなるという表現促進現象を認めます。そのため児は floppy infant として出生することがあり、先天性筋緊張性ジストロフィーを疑った場合、母親の筋力低下の自覚やミオトニア（収縮した筋が弛緩しにくい現象）の有無を含めて特徴的な症状を確認する必要があります。

解答 ● 臍帯動脈血液ガス分析：正常／静脈血液ガス分析：呼吸性アシドーシス

　臍帯動脈血の血液ガス分析では pH は 7.33 と正常で、PCO_2 と HCO_3^- も正常範囲です。静脈血の血液ガス分析では重度のアシデミアに陥っていることがわかります。HCO_3^- は正常下限以上、PCO_2 は正常上限以上ですので、呼吸性アシドーシスと診断できます。アニオンギャップは「140－（104＋24.8）＝11.2mEq/L」と正常範囲です。

出生時、仮死はなく安定していたが、生後4時間で多呼吸を認めた児

| 事例 | 母親は29歳の初妊初産です。在胎38週5日に、出生体重 |

母親は29歳の初妊初産です。在胎38週5日に、出生体重2,996gで出生しました。妊娠38週4日に陣痛が発来し、産科を受診して入院しました。妊娠経過に問題はなく、腟培養からも有意な菌は検出されませんでした。母体発熱はなく、胎児心拍数モニタリングでも異常は認めず、陣痛発来後5時間で分娩に至りました。Apgarスコアは9点（1分）、9点（5分）で、前期破水はなく、羊水混濁もありませんでした。呼吸数40/分、心拍128/分、SpO_2 98%と落ち着いていたので新生児室で経過を見ていました。

　出生後3時間で呼吸数70/分と多呼吸を認めたため、NICUに入院となりました。NICU入院後（出生後4時間）で児の血液ガスを検査しました。

　この赤ちゃんはどういう状態でしょうか？

⒟ⒶⓉⒶ

【静脈血（NICU入院時、出生後4時間）】

pH 7.34、PCO_2 31.0mmHg、PO_2 33.6mmHg、HCO_3^- 16.5mmol/L、BE −9.3mmol/L、乳酸10.6mmol/L、Na 140mEq/L、K 4.0mEq/L、Cl 104mEq/L

❖ 事例の経過を見てみよう！

　出生直後は呼吸障害がなく、出生後4時間で呼吸障害が出現したことが、普通の経過ではありません。入院時の白血球12,300μL、CRP 0.16mg/dLであったため、酸素投与で経過を見ていました。日齢1では白血球38,600μL、CRP 11.6mg/dLと上昇し、血液培養検査ではB群溶血性レンサ球菌（GBS）

が検出されました。前日の検査では、好中球に占める桿状核球の割合は 0.5 でした。

　この事例は B 群溶血性レンサ球菌性敗血症で、代謝性アシドーシスへの呼吸性代償のために多呼吸に陥ったと考えられます。胸部エックス線でも肺炎像はありませんでした。本事例は、多呼吸のみで呻吟および陥没呼吸はなく換気が保たれていたため代償機能が働いていますが、呻吟および陥没呼吸を認めた場合は肺コンプライアンスが低下していることが多いため、多呼吸でも PCO_2 が低下せず正常範囲にあるか、または高値となり混合性アシドーシスを呈することがあります。

解 答 ● 代謝性アシドーシスの呼吸性代償

　pH は 7.35 未満ですので、アシデミアです。HCO_3^- は正常下限以下、PCO_2 は軽度低下ですので、代謝性アシドーシスの呼吸性代償の状態です。アニオンギャップは「140−(16.5+104)＝19.5mEq/L」と軽度上昇しています。乳酸値が上昇しているので、その影響だと考えてよいでしょう。代償性変化としての Δ PCO_2 は「(1.0〜1.3)× Δ HCO_3^- ＝(1.0〜1.3)×(24−16.5)＝(1.0〜1.3)×7.5 ＝ 7.5〜9.75」、実測では「40−31＝9」で、予想式の範囲内ですので、PCO_2 の低下は呼吸性代償の範囲内だと考えられます。

診 断

B 群溶血性レンサ球菌（GBS）敗血症

心雑音を伴った児の急変

事例 母親は30歳の初妊初産です。在胎40週0日に、出生体重3,196gで出生しました。妊娠中期に行った超音波スクリーニングで心室中隔欠損症を指摘されていました。妊娠39週6日に陣痛が発来し、産科を受診して入院しました。胎児心拍数モニタリングでは異常を認めず、入院後8時間で出生しました。母体発熱はなく、妊娠後期の腟培養からも有意な菌は検出されていませんでした。Apgarスコアは9点（1分）、9点（5分）で、前期破水はなく、羊水混濁もありませんでした。呼吸数40/分、心拍128/分、SpO₂ 98%と落ち着いていたので、新生児室で経過を見ていました。出生後36時間に胸骨左縁第4肋間でⅡ/Ⅳの収縮期駆出性雑音が出現しました。日齢3の準夜帯から徐々に呼吸数が増加して哺乳量が減少し、日齢4の早朝には呼吸数70/分と多呼吸が見られ、右手で測定したSpO₂は99%でしたが、全身色が悪いためNICUに入院となりました。NICU入院時の日齢4に児の静脈血の血液ガス分析を実施しました。

この赤ちゃんはどういう状態でしょうか？

DATA

【静脈血（NICU入院時、日齢4）】

pH 7.12、PCO_2 25.5mmHg、PO_2 38.6mmHg、HCO_3^- 12.0mmol/L、
BE −19.3mmol/L、乳酸 2.8mmol/L、Na 140mEq/L、K 4.0mEq/L、
Cl 100mEq/L

⬡ 事例の経過を見てみよう！

　胎児超音波スクリーニングで心室中隔欠損症が指摘されていました。生後36時間に胸骨左縁第4肋間でⅡ/Ⅳの収縮期駆出性雑音が出現したことは、心室中隔欠損症の心雑音出現の時期としては普通の経過です。日齢3の準夜帯から徐々に呼吸数が増加して哺乳量が減少し、日齢4の早朝には呼吸数は70/分と多呼吸になっています。心室中隔欠損症単独は新生児早期に心不全を来すことはありませんので、普通の経過ではありません。心室中隔欠損症は時に大動脈縮窄症を合併することがあります。大動脈縮窄があると動脈管による右左短絡で体血流を維持します。動脈管が自然閉鎖することにより右左短絡がなくなり体血流が維持できず、腎血流の低下および末梢循環不全から代謝性アシドーシスに傾き、急速にショック状態に陥ります。これを ductal shock と呼んでいます。

　大動脈縮窄の超音波診断は容易ではありませんので、心雑音が聴取された場合は股動脈や足背動脈が触知できるか、またパルスオキシメータで右手と下肢の酸素飽和度の差がないかを確認する必要があります。

解 答 ● 代謝性アシドーシスの呼吸性代償

　pHは7.35未満ですので、アシデミアです。HCO_3^- は正常下限以下、PCO_2 も正常下限以下です。代謝性アシドーシスの呼吸性代償の状態です。アニオンギャップは「$140-(100+12)=28mEq/L$」で上昇しています。乳酸値は上昇していませんが、ductal shock のため腎不全の存在が示唆されます。「$\Delta PCO_2=(1.0\sim1.3)\times\Delta HCO_3^-=(1.0\sim1.3)\times(24-12)=(1.0\sim1.3)\times12=12\sim15.6$」、実測 PCO_2 が25.5mmHg、「$40-25.5=14.5$」で、予想式の範囲内ですので、PCO_2 の低下は呼吸性代償の範囲内だと考えられます。

診 断	大動脈縮窄症 動脈管閉鎖に伴う ductal shock

右手と下肢での SpO_2 の評価

　生後 24 時間以降に下肢で測定した SpO_2 が 90％未満の場合は明らかに異常です。心雑音があり、下肢の SpO_2 が 95％以下に下がり、上下肢の血圧較差もあれば、動脈管依存型の先天性心疾患の可能性が高いので NICU の医師に相談しましょう。

アニオンギャップをおさらいしよう！

　人間の身体は電気的に中性であるので、陽イオンの価数と陰イオンの価数が同数です。陽イオンは主にナトリウムイオンで、陰イオンはクロールイオン、重炭酸イオンと有機酸です。体内における有機酸の寄与を表す指標がアニオンギャップです。その正常値は 12 ± 2mEq/L で、次の式で計算されます。

アニオンギャップ＝ $Na^+ - (Cl^- + HCO_3^-)$

　アニオンギャップの増加は有機酸の上昇を意味するので、代謝性アシドーシスがない場合は計算する必要はありません。

ドリル

⓬心雑音を伴った児の急変

外性器異常と頻回の嘔吐

事 例 母親は 36 歳の初妊初産です。在胎 40 週 0 日に、出生体重 3,196g で出生しました。妊娠 39 週 5 日で陣痛が発来し、産科を受診して入院となりました。軟産道強靱で、さらに胎児心拍数モニタリングで胎児機能不全（non-reassuring fetal status）を認めたため、緊急帝王切開で出生しました。母体発熱はなく、妊娠後期の腟培養からも有意な菌は検出されていませんでした。Apgar スコアは 6 点（1 分）、7 点（5 分）でした。前期破水はありませんでしたが、羊水混濁を認めました。呼吸数 70/ 分、心拍 128/ 分、SpO_2 92％と呼吸障害があったので保育器に収容しました。

　生後 24 時間で多呼吸は消失し、酸素化も改善したため、酸素投与を中止して新生児室で経過を見ていました。出生時から、陰核肥大と大陰唇・腋窩・乳輪に色素沈着が見られました。生後 24 時間で哺乳を開始して、順調に増量することができましたが、日齢 7 の深夜から哺乳後に非胆汁性の嘔吐が続くため、NICU に入院となりました。NICU 入院後の日齢 7 に児の血液ガスを検査しました。

　この赤ちゃんはどういう状態でしょうか？

DATA

【静脈血（NICU 入院時、日齢 7）】

pH 7.46、PCO_2 20.5mmHg、PO_2 38.6mmHg、HCO_3^- 10.2mmol/L、BE － 15.3mmol/L、乳酸 12.8mmol/L、Na 120mEq/L、K 6.5mEq/L、Cl 96mEq/L

事例の経過を見てみよう！

　生後の授乳が順調だったにもかかわらず頻回の嘔吐が見られるときは要注意です。初期嘔吐・特発性嘔吐は通常、出生直後からの非胆汁性嘔吐です。出生後、特に嘔吐がなく、授乳開始後に嘔吐が認められた場合は、緊急手術が必要な腸回転異常症や、まれではありますが代謝疾患が含まれてきます。今回は陰核肥大と色素沈着がキーワードになります。診断は21-水酸化酵素欠損症でした。産科医療に関わっている方は聞き慣れないかもしれませんが、新生児マススクリーニング6疾患の中に含まれる疾患の一つです。後日、マススクリーニングの結果として、17α-ヒドロキシプロゲステロン（17-OHP）の上昇で再検の通知が来ました。

解 答 ● 呼吸性アルカローシスと代謝性アシドーシス

　静脈血液ガス分析でpHは7.45以上ですので、アルカレミアです。HCO_3^-は正常下限以下、PCO_2は正常下限以下ですので、呼吸性アルカローシスと代謝性アシドーシスが混在した状態です。代謝性アシドーシスがあるのでアニオンギャップを計算すると「$120-(96+10.2)=13.8$ mEq/L」で正常範囲です。

　単純に考えると、呼吸性アルカローシスの代謝性代償になります。症状からは、嘔吐によるH^+の消失に伴う代謝性アシドーシスだと考えると、無理はないでしょう。呼吸性アルカローシスの代謝性代償は、急性期ではPCO_2 10mmHg低下につき2mEq/L程度です。この事例ではPCO_2が20mmHg低下しているとすると、代謝性代償は4mEq/Lですので、HCO_3^-は18mmol/L程度までしか低下しないはずです。また代謝性アシドーシスの呼吸性代償では、pHはアルカローシスにはなりません。あくまでも代償ではpH 7.40を超えることはありません。代謝性アシドーシスに対してPCO_2が低下する慢性期でも、その限界値は15mmHgだと考えら

れます。

　本事例は代謝性アシドーシスが基礎にあることに間違いはなく、ある程度の呼吸性代償は働いています。PCO_2 が 20.5mmHg まで低下したのは、採血時の啼泣が加わったためだと考えます。胃液のみを多量に嘔吐すれば、H^+ と Cl^- を多量に喪失し、HCO_3^- が体内に増加するため、代謝性アルカローシスを来します。今回は代謝性アシドーシスを来していることから、単純な胃液の嘔吐ではないことがわかります。

診 断

副腎皮質過形成

Q　PaO_2 と SpO_2 とはどういう関係ですか？

A PaO_2 は動脈血に溶解している酸素とちょうど平衡に達する気体の酸素分圧を言います。SpO_2 はヘモグロビン分子に結合している酸素分子の割合を言います。両者の関係は、PaO_2 が高ければ動脈血中に溶解している酸素の量が多くなり、ヘモグロビンは酸素を離す必要がないので SpO_2 は高くなります。ただし、PaO_2 と SpO_2 は厳密には正比例の関係ではなく S 字曲線状の関係となります。これを酸素解離曲線と言います。

| 事 例 | 母親は 24 歳の初妊初産です。在胎 40 週 1 日に、出生体重 3,200g で出生しました。妊婦健診で異常は指摘されていません。 |

妊娠 40 週 1 日に陣痛が発来したため産科に入院し、同日出生しました。Apgar スコアは 9 点（1 分）、9 点（5 分）で、母子同室で管理されていました。

初回授乳後から哺乳不良と嘔吐が認められ、初期嘔吐の診断で経過を観察していました。日齢 3 で体重減少が 10％ に達し、not doing well で吸啜がなくなり多呼吸が見られるため、NICU に搬送されました。

この赤ちゃんはどういう状態でしょうか？

D A T A

【静脈血（日齢 3）】

pH 7.22、PCO_2 23.1mmHg、PO_2 41.3mmHg、HCO_3^- 10.9mmol/L、BE － 16.9mmol/L、乳酸 3.8mmol/L、Na 140mEq/L、K 6.0mEq/L、Cl 101mEq/L

事例の経過を見てみよう！

日齢 3 の静脈血の血液ガス分析では、代謝性アシドーシスの呼吸性代償が見られています。児は分娩時に問題がなく、Apgar スコアは 9 点（1 分）、9 点（5 分）でした。その後、哺乳不良と嘔吐が見られ、日齢 3 から吸啜がなくなり、多呼吸を呈し、10％ の体重減少を認めています。

このような症例の場合、Key となるのは多呼吸です。出生時に呼吸障害がなく、その後、呼吸障害が徐々に出現した場合、「代謝性アシドーシスを代償

するための多呼吸」という意識を持ってください。ドリル⑬でも述べたように、一般的な嘔吐は胃液の嘔吐ですので H^+ を喪失することになり、代謝性アルカローシスを呈します。代謝性アシドーシスを来す疾患で見落としてはいけないのが、アミノ酸・有機酸代謝異常症や尿素サイクル異常症です。本疾患はメチルマロン酸血症と診断されました。

解 答 ● 代謝性アシドーシスの呼吸性代償

pH 7.22 ですので、アシデミアです。PCO_2 が低下し、HCO_3^- も低下していますので、代謝性アシドーシスの呼吸性代償だと診断できます。アニオンギャップは「$140-(101+10.9)=28.1mEq/L$」と高度に上昇しています。乳酸値の上昇は軽度ですので、不揮発性酸の蓄積が予想されます。単純な嘔吐では H^+ が喪失するため、代謝性アルカローシスを示します。本事例では嘔吐があるにもかかわらずアシデミアで、さらにアニオンギャップを計算すると 28.1mmol/L と増加していますので、単純性嘔吐ではないことがわかります。PCO_2 が低下していますので、この低下が呼吸性代償の範囲内かどうかを検討します。「$\Delta PCO_2=(1.0\sim1.3)\times(24-10.9)=(1.0\sim1.3)\times13.1=13.1\sim17.03$」となります。$40-(13.1\sim17.03)=26.9\sim22.97$ で、実測の PCO_2 23.1mmHg は予想式の範囲内ですが、$40-23.1=16.9$ と代償の限界値 15mmHg を超えていますので、採血時の啼泣による呼吸性アルカローシスが加味されているかもしれません。

診 断

尿素サイクル異常症（メチルマロン酸血症）

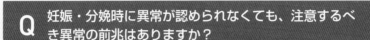

Q 妊娠・分娩時に異常が認められなくても、注意するべき異常の前兆はありますか？

A この事例では入院時に高アンモニア血症を認め、最終的にメチルマロン酸血症と診断されました。これらの代謝異常症の多くは常染色体劣性遺伝のため、通常、家族歴に異常を認めません。また、胎児期は胎盤を介して異常代謝産物の処理が行われるため、妊娠・分娩経過に異常が認められず、良い状態で生まれてくるのが普通です。not doing well（何となく元気がない）の児では sepsis work up（敗血症の可能性を精査する）とともに、血液ガス、血糖、可能ならアンモニアを同時に測定することを心がけましょう。

ドリル

⑭哺乳不良と頻回の嘔吐

日齢 28 の噴水様嘔吐

事例 　母親は 30 歳の 0 妊 0 産です。在胎 40 週 0 日に、出生体重 3,232g で出生しました。Apgar スコアは 7 点（1 分）、10 点（5 分）でした。日齢 5 に完全母乳栄養が確立し、3,249g で退院しました。

　退院後から哺乳後の嘔吐を 1 日に 4〜5 回認めており、吐物の一部に凝固乳が見られましたが、ほとんどは飲んだばかりの母乳でした。2 週間健診では体重 3,682g と、退院後から 50g/ 日以上増えていたため、「嘔吐の原因は母乳過多であり、心配ない」と判断し、経過観察となりました。日齢 26 から哺乳ごとに嘔吐を認め、量が増えました。次第に嘔吐の勢いが強くなり、吐物にコーヒー残渣様のものが混じるようになったため、新生児室に相談の電話がかかってきました。小児科外来を受診するよう指示し、日齢 28 に救急外来を受診しました。その後、嘔吐の精査のため入院となりました。

　この赤ちゃんはどういう状態でしょうか？

DATA

【静脈血（日齢 28）】
pH 7.60、PCO_2 40.3mmHg、PO_2 28.3mmHg、HCO_3^- 36.7mmol/L、
BE 13.6mmol/L、乳酸 4.1mmol/L、Na 132mEq/L、K 3.2mEq/L、
Cl 90mEq/L

事例の経過を見てみよう！

　日齢 28 の静脈血の血液ガス分析では、代謝性アルカローシスの状態です。溢乳には胃液成分は少ないので、頻回に溢乳があっても代謝性アルカローシスを呈することはありません。事例の児は胃液を喪失する肥厚性幽門狭窄症と診

断し、幽門筋切開術で症状は軽快しました。

　胃液を喪失すると、なぜアルカローシスになるのでしょうか。

　乳児の胃液は pH 4 前後で、電解質組成は Na^+ 50mmol/L、K^+ 10mmol/L、Cl^- 110mmol/L、H^+ 90mmol/L と、H^+ と Cl^- が多量に含まれており、酸性です。嘔吐と共に胃液を大量に喪失すると、pH はアルカリ性に傾き、アルカローシスを呈します。

　血清 Cl^- が低下すると、尿中 Cl^- 値の低下が起こります。また、血清 H^+ の低下により、以下の重炭酸系に代償機転が働きます。

$$H_2O + CO_2 \rightleftarrows H_2CO_3 \rightleftarrows H^+ + HCO_3^-$$

　この重炭酸緩衝系が H^+ の低下によって、

$$H_2O + CO_2 \rightarrow H_2CO_3 \rightarrow H^+ + HCO_3^-$$

と右に向かい、HCO_3^- が血中に増加することで代謝性アルカローシスを来します。さらに低クロール血症により Cl^- と競合する HCO_3^- の再吸収が亢進し、よりアルカローシス側に傾きます。

解 答 ● 代謝性アルカローシス

　pH 7.60 はアルカレミアです。PCO_2 は正常範囲ですが、HCO_3^- が著明に上昇しているので、代謝性アルカローシスだと診断できます。PCO_2 は 40.3mmHg でほぼ正常値ですので、代償は働いていないとも考えられます。代謝性アルカローシスに対する呼吸性代償の予想式は、「ΔPCO_2＝(0.6〜0.7)×ΔHCO_3^-＝(0.6〜0.7)×(36.7−24)＝(0.6〜0.7)×12.7＝7.62〜8.89」です。代償が働いていれば「PCO_2＝40＋(7.62〜8.89)＝47.62〜48.89」になるはずですが、実際は 40.3mmHg ですので、啼泣などの影響で PCO_2 が低下した可能性があります。

診 断

肥厚性幽門狭窄症

日齢 31 の頻回の下痢

事例　母親は 21 歳の初妊初産です。在胎 40 週 3 日に、出生体重 3,001g で出生しました。Apgar スコアは 8 点（1 分）、9 点（1 分）でした。完全母乳栄養で、日齢 5 に 3,112g で退院しました。母親の乳腺炎のため、日齢 28 から人工乳に変更しました。日齢 29 から少量の嘔吐が 2 回 / 日と腹部膨満が見られましたが、排便は 8 回 / 日前後で母乳栄養児と変わらず、同日の 1 か月健康診査では体重も 4,355g と増加しているので異常はないと言われていました。日齢 30 から便性が母乳栄養のときと比較するとさらに水様性で、回数も 10 回 / 日以上となり、哺乳低下も見られてきました。

日齢 31 で水様便に粘液と血液が混じるため小児科を受診したところ、哺乳不良と重症の下痢のため入院となりました。入院時の体重は 3,889g でした。

この赤ちゃんはどういう状態でしょうか？

DATA

【静脈血（NICU 入院時、日齢 31、呼吸数 60/ 分）】
pH 7.28、PCO_2 17.5mmHg、PO_2 38.6mmHg、HCO_3^- 8.2mmol/L、
BE −15.3mmol/L、乳酸 15.8mmol/L、Na 140mEq/L、K 6.1mEq/L、
Cl 108mEq/L

❖ 事例の経過を見てみよう！

本事例は、最終的には新生児−乳児消化管アレルギーと診断されました。母乳から人工乳へ変更したことが発症の契機になったと考えられます。母親の乳腺炎が軽快して母乳栄養に変更したところ、下痢は改善しました。直近の 1 か月健康診査（日齢 29）で 4,355g だった体重が、2 日間で 3,889g となり、

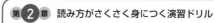

入院時は 10.7％の体重減少を認めています。下痢では便中への HCO_3^- 排泄増加が見られ、血中から HCO_3^- が喪失するためアシドーシスに陥ります。アニオンギャップを計算すると「$140-(108+8.2)=23.8mEq/L$」と増加しています。通常、下痢による代謝性アシドーシスではアニオンギャップの増加は見られません。血液ガス所見で乳酸値の上昇があり、血中尿素窒素（BUN）とクレアチニン（Cr）も上昇しており、腎不全も合併していると考えられます。腎不全があるとリン酸が蓄積しますので、この影響でアニオンギャップ増加が見られた可能性があります。

解 答 ● 代謝性アシドーシスの呼吸性代償

pH は 7.28 ですので、アシデミアです。PCO_2 は低下し、HCO_3^- も低下していますので、代謝性アシドーシスと呼吸性アルカローシスが混在しています。アニオンギャップは 23.8mEq/L と上昇していますので、代謝性アシドーシスの存在を裏付けることになります。また「$\Delta HCO_3^-=24-8.2=15.8$」で、$PO_2$ の変化が代償性によるものかどうかの予想式は、「$\Delta PCO_2=(1.0～1.3)\times\Delta HCO_3^-=(1.0～1.3)\times15.8=15.8～20.54$」となり、正常 PCO_2 40mmHg から実測 PCO_2 17.5mmHg を引くと 22.5mmHg で、代償の予測値 15.8～20.54 を超えています。採血などで啼泣して、代償以上の過換気も加わっています。

診 断

新生児－乳児食物蛋白誘発胃腸症

呼吸窮迫症候群の
サーファクタント投与後

事例 母親は 35 歳の初妊初産です。頭痛で産科外来を受診したところ、妊娠高血圧症候群のため入院となりましたが、血圧のコントロールがつかず、胎児心拍数モニタリングでも遅発性一過性徐脈が見られたため、緊急帝王切開になりました。母体ステロイド投与は 1 回のみでした。在胎 28 週 3 日、1,112g で出生しました。Apgar スコアは 6 点（1 分）、7 点（5 分）で、自発呼吸は認めましたが、呻吟と陥没呼吸が徐々に増強してきたため、生後 10 分で挿管して人工呼吸管理下で入院しました。

胃内羊水のマイクロバブルテストで weak、胸部エックス線写真で Bomsel 分類IV度の呼吸窮迫症候群と診断し、生後 1 時間で人工肺サーファクタントを投与しました。人工肺サーファクタント投与直前の人工換気の条件は F_IO_2 1.0、PIP 20cmH$_2$O、PEEP 5cmH$_2$O、吸気時間 0.5 秒、換気回数 40/ 分でした。人工肺サーファクタント投与後、酸素化は改善して胸郭の上がりは良好になりました。投与 1 時間後、F_IO_2 は 0.5 まで下げることができ、SpO$_2$ は 100％でした。

この赤ちゃんはどういう状態でしょうか？

DATA

【動脈血（サーファクタント投与後 1 時間、F_IO_2 0.5、PIP 20cnH$_2$O、PEEP 5cmH$_2$O、吸気時間 0.5 秒、換気回数 40/ 分）】
pH 7.48、PaCO$_2$ 20.5mmHg、PaO$_2$ 218.3mmHg、HCO$_3^-$ 22.5mmol/L、
BE － 2.2mmol/L 、乳酸 2.44mmol/L、Na 140mEq/L、K 4.0mEq/L、
Cl 108mEq/L

事例の経過を見てみよう！

　呼吸窮迫症候群は、サーファクタント欠乏によるコンプライアンス低下に伴い、病理学的には肺胞虚脱を呈する疾患です。そのため一回換気量が低下します。人工呼吸器により強制的に肺の拡張を行っているわけです。人工肺サーファクタントを投与するとコンプライアンスは上昇し、同じ吸気圧で換気を続けると一回換気量が増えますので、換気回数が同じでも分時換気量が増加し、PCO_2 の低下が起こります。従圧式人工呼吸器で換気している場合、一回換気量は最大吸気圧と呼気終末圧との差に吸気時間を掛けたものです。それに換気回数を掛け合わせたものが分時換気量です。低二酸化炭素血症は脳血管の収縮を引き起こし、脳血流を減少させますので、注意が必要です。皮膚がしっかりしていれば経皮二酸化炭素分圧モニターによるモニタリングを行うと思いますので、経時的変化に注意してください。

　また本事例では、PaO_2 が 218.3mmHg と非常に高値です。空気で換気している場合、SpO_2 100％の場合でも PaO_2 は 100mmHg 前後ですが、酸素を使っている場合、酸素濃度と肺の状態により最高約 650mmHg まで上昇するので、上限設定を正しく行い、経皮酸素分圧モニターを併用することが高酸素血症予防には重要です。

解 答 ● 呼吸性アルカローシス

　pH は 7.48 ですので、アルカレミアです。$PaCO_2$ は 20.5mmHg と正常下限の 35mmHg 未満、HCO_3^- は 22.5mmol/L で正常範囲なので、呼吸性アルカローシスと診断します。代謝性代償はないので、急性の呼吸性アルカローシスです。

診 断
肺コンプライアンス改善に伴う過換気状態

| **事例** | 母親は 30 歳の初妊初産です。在胎 26 週 4 日に、出生体重 |

869g で出生しました。頸管無力症のため、頸管縫縮術を施行されていましたが、妊娠 26 週から切迫徴候があり、母体胎児集中治療室に入院していました。Apgar スコアは 4 点（1 分）、6 点（5 分）でした。

　呻吟と陥没呼吸が強く見られるので分娩室で挿管し、NICU に入院しました。NICU 入院後、呼吸窮迫症候群の診断により人工肺サーファクタントを投与し、人工換気を継続していました。人工換気の条件は F_IO_2 0.3、PIP 16cmH_2O、PEEP 5cmH_2O、吸気時間 0.5 秒、換気回数 20/ 分でしたが、生後 24 時間で酸素飽和度の低下が見られました。そこで F_IO_2 を 0.5 に上げましたが改善はなく、血液ガス分析を実施し、胸部エックス線写真を撮影しました。

　この赤ちゃんはどういう状態でしょうか？

ⒹⒶⓉⒶ

【動脈血（F_IO_2 0.3、PIP 16cmH_2O、PEEP 5cmH_2O、吸気時間 0.5 秒、換気回数 20/ 分）】
pH 7.20、$PaCO_2$ 69.3mmHg、PaO_2 48.3mmHg、HCO_3^- 22.5mmol/L、BE － 2.2mmol/L、乳酸 2.4mmol/L、Na 140mEq/L、K 4.3mEq/L、Cl 106mEq/L

❖ 事例の経過を見てみよう！

　血管系と肺胞間の CO_2 の移行能は、O_2 と比較すると 20 倍高いので、酸素化が不良でも、二酸化炭素は正常範囲内であることをよく経験します。二酸化炭素が上昇する場合は、分時換気量の減少をまず考えます。分時換気量は一回

換気量 × 換気回数です。この事例では胸部エックス線写真で片肺挿管になっていることがわかりました。片肺挿管ではシャント率50%で換気血流比不均等が生じますので、100%酸素投与でも酸素化の改善は望めません。また換気容積も半分になりますので、二酸化炭素の貯留が起こることになります。気胸、特に緊張性気胸でも同様です。

解 答 ● 呼吸性アシドーシス

pH 7.20 ですので、アシデミアです。$PaCO_2$ の上昇が見られますが、HCO_3^- は正常ですので、呼吸性アシドーシスだと診断できます。HCO_3^- の代償には時間がかかるので、急性の呼吸増悪であることがわかります。呼吸性アシドーシスに対する急性の代謝性代償である「$\Delta HCO_3^- = 0.1 \times \Delta PCO_2 = 0.1 \times (69.3 - 40) = 0.1 \times 29.3 = 2.93$」です。代償されていれば HCO_3^- は「$24 + 2.93 = 26.93$」になりますが、実測の HCO_3^- は 22.5mmol/L で正常範囲（22〜26）ですので、代償は働いていないと考えられます。

診 断

気胸

重炭酸ナトリウム使用時の注意点

　重炭酸ナトリウムを静脈内に投与すると、$H_2CO_3 \rightarrow CO_2 + H_2O$ と、最終的には CO_2 と水に分解されます。そのため呼吸性アシドーシス、つまり換気が確立していない症例に重炭酸ナトリウムを使用すると代謝性アシドーシスは改善されますが、呼吸性アシドーシスは逆に悪化し、最終的に pH の改善は見られません。そのため新生児蘇生法のアルゴリズムでは、薬剤投与はアドレナリンと生理食塩水のみとされています。重炭酸ナトリウムは浸透圧が高いので、使用時には必ず蒸留水で 2 倍に希釈して投与します。生理食塩水や 10％グルコース液で希釈しても浸透圧は下がらないので注意を要します。また、血管外漏出が生じると皮膚壊死を起こしやすいので、投与時には太い血管を使用します。特に蘇生時は皮膚血流が低下しているので、通常より壊死の範囲および程度が拡大する可能性があることに留意した上で使用しなければなりません。アドレナリンとは異なり、気管内投与は当然禁忌です。

慢性肺疾患の児の急性増悪

事例　母親は 30 歳の初妊初産です。在胎 24 週 3 日に、出生体重 728g で出生しました。腹痛と出血で産科外来を受診したところ、胎盤早期剝離の疑いで入院となり、胎児心拍数モニタリングでも遅発一過性徐脈が見られたため、緊急帝王切開になりました。

　Apgar スコアは 4 点（1 分）、6 点（5 分）で、自発呼吸がなく、バッグとマスクで蘇生しましたが、生後 10 分で挿管し、人工呼吸管理下で入院となりました。胎盤病理では絨毛膜羊膜炎を認めました。胃内羊水のマイクロバブルテストは weak で、胸部エックス線写真で Bomsel 分類Ⅳ度の呼吸窮迫症候群と診断し、生後 1 時間で人工肺サーファクタントを投与しました。人工換気の条件は下げられましたが、生後 1 週間ぐらいから酸素化が不良となり、胸部エックス線写真でも泡沫状陰影を両肺野に認めました。日齢 45 に SpO_2 のふらつきが頻回なため、胸部エックス線撮影と血液ガス分析を施行しました。人工換気の条件は F_iO_2 0.4、PIP 14cnH$_2$O、PEEP 4cmH$_2$O、吸気時間 0.5 秒、換気回数 20/ 分でした。

　この赤ちゃんはどういう状態でしょうか？

DATA

【静脈血（日齢 45、F_iO_2 0.4、PIP 14cnH$_2$O、PEEP 4cmH$_2$O、吸気時間 0.5 秒、換気回数 20/ 分）】

pH 7.21、PCO_2 84.0mmHg、PO_2 38.6mmHg、HCO_3^- 34.4mmol/L、BE 10.3mmol/L、乳酸 5.8mmol/L、Na 140mEq/、K 4.3mEq/L、Cl 94mEq/L

⋮ 事例の経過を見てみよう！

　日齢 45 での血液ガス所見で高度の CO_2 の貯留が認められますが、重炭酸の増加が見られ、呼吸性アシドーシスに対する代謝性代償が考えられます。超出生体重児で出生し、胎盤検索では絨毛膜羊膜炎が認められ、生後 1 週間から泡沫状陰影が見られたことから、慢性肺疾患（Wilson-Mikity 症候群）による慢性の呼吸障害の結果と考えます。

> ## 解答 ● 呼吸性アシドーシスの代謝性代償
> ### （急性増悪）
>
> 　pH 7.21 ですので、アシデミアです。PCO_2 は高値で、HCO_3^- も 24mmol/L 以上ですので高値です。呼吸性アシドーシスに対して代謝性代償が働いていると考えます。それでは PCO_2 の上昇に対して十分な代謝性代償が働いているかを検討してみましょう。慢性代償による「Δ HCO_3^- ＝（0.3〜0.35）× Δ PCO_2」になります。計算上は「（0.3〜0.35）×（84－40）＝13.2〜15.4」ですので、完全に代償されていれば計算上、「HCO_3^- ＝24＋（13.2〜15.4）＝37.2〜39.4」となります。実測の HCO_3^- 34.4mmol/L は若干低値ですので、完全には代償されていません。この場合、①慢性代償の途中経過、②慢性代償反応に急性呼吸性アシドーシスが発症した、③代謝性アシドーシスが発症した、が考えられます。本事例は PCO_2 が著しく高値です。慢性期でも PCO_2 は 60mmHg 前後で管理されていますから、②の慢性代償反応に急性呼吸性アシドーシスが発症したものだと考えられました。

診断

慢性肺疾患（Wilson-Mikity 症候群）

ドリル 20 利尿薬投与中の児

事 例　母親は 25 歳の初妊初産です。在胎 40 週 3 日に、出生体重 3,228g で出生しました。胎児心臓超音波検査で心室中隔欠損症が指摘されていました。Apgar スコアは 4 点（1 分）、6 点（5 分）でした。日齢 1 の心臓超音波検査で心室中隔欠損症と動脈管開存症と診断されました。日齢 5 の退院時点でも動脈管の閉鎖はありませんでしたが、多呼吸はなく胸部エックス線写真で心拡大傾向がないので退院となりました。

　日齢 14 に哺乳不良を認め、胸部エックス線写真で心拡大が見られたので入院しました。フロセミドとアルダクトン®で心不全はコントロールでき、日齢 21 に退院して外来での経過観察となりました。1 か月健康診査で胸部エックス線撮影、心臓超音波検査と血液ガス分析を行いました。

　この赤ちゃんはどういう状態でしょうか？

DATA

【静脈血（日齢 28）】

pH 7.50、PCO_2 48.0mmHg、PO_2 28.6mmHg、HCO_3^- 34.4mmol/L、BE 10.3mmol/L、乳酸 2.8mmol/L、Na 140mEq/L、K 4.3mEq/L、Cl 106mEq/L

❖ 事例の経過を見てみよう！

　ループ利尿薬は Na、K、Cl の再吸収を阻害して、ナトリウム利尿を起こします。ヘンレループでのナトリウム利尿が増加することで、遠位尿細管、集合管へのナトリウム負荷が大きくなるため、特に集合管ではナトリウムの再吸収と交換でカリウム、H^+ の尿中排泄が増し、代謝性アルカローシスが起こります。

解 答 ● 代謝性アルカローシスの呼吸性代償

　pH は 7.50 ですので、アルカレミアです。PCO_2 はやや上昇しており、HCO_3^- も上昇しています。アルカローシスの原因は代謝性アルカローシスで呼吸性に代償機転が働いていると考えられます。念のために呼吸性代償の範囲かどうか計算してみましょう。「$\Delta PCO_2 = (0.6 \sim 0.7) \times \Delta HCO_3^- = (0.6 \sim 0.7) \times (34.4 - 24) = (0.6 \sim 0.7) \times 10.4 = 6.24 \sim 7.28$」となり、実測の ΔPCO_2 は「$48 - 40 = 8mmHg$」ですので、ほぼ予想式の代償の範囲内と考えてよいと思います。

Q チアノーゼは SpO_2 がいくつ以下に低下すると見られますか？

A 全身性チアノーゼは還元型ヘモグロビンが 4g/dL 以上のときに視認されます。新生児の平均的なヘモグロビン濃度は 16〜18g/dL です。ヘモグロビン濃度が 16g/dL の児で還元型ヘモグロビン 4g/dL の場合、酸化型ヘモグロビン濃度は 12g/dL ですので SpO_2 は 75 ％となります。貧血気味の児でヘモグロビンが 12g/dL まで低下していれば、SpO_2 が 66.6％まで下がらなければチアノーゼがわかりません。SpO_2 値ではチアノーゼは規定できないのです。

診 断

利尿薬の副作用

● 索 引 ● INDEX

編者略歴

細野茂春（ほその しげはる）

自治医科大学附属さいたま医療センター
周産期科新生児部門教授
同 周産期母子医療センター長

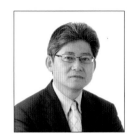

小児科専門医・指導医
周産期（新生児）専門医・指導医
新生児蘇生法インストラクター
小児・周産期リエゾン

1985年　日本大学医学部医学科卒
1989年　日本大学大学院医学研究科博士課程小児科系修了、医学博士
1989年　東京都立大塚病院小児科
1993年　埼玉県立小児医療センター未熟児新生児科
2007年　日本大学医学部小児科学講座助教
2009年　日本大学医学部小児科学系小児科学分野准教授
2017年　同 診療教授
2018年　自治医科大学附属さいたま医療センター周産期科新生児部門教授
2022年　同 周産期センター長
　　　　現在に至る

● 専門
新生児集中治療、新生児蘇生、新生児輸血、モニター開発、国際保健、頭蓋変形

● 所属学会
日本小児科学会（和文誌編集委員会オブザーバー、用語委員会）、日本周産期・新生児医学会（理事、蘇生法委員会委員長、COI 委員会副委員長）、日本新生児成育医学会（理事、産科医療補償制度対応委員会委員長、総務委員会）、日本蘇生協議会（理事）、日本新生児黄疸研究会（幹事）、日本輸血・細胞治療学会（小児輸血ガイドライン作成委員会、分割製剤小委員会）、日本頭蓋健診治療研究会（理事）、International Liaison Committee On Resuscitation［国際蘇生連絡委員会］（Content Expert）

改訂2版　よくわかる新生児の血液ガス
－助産師・NICU ナースのもやもや解消！

2015年11月5日　第1版第1刷
2019年8月10日　第1版第5刷
2022年12月1日　第2版第1刷

編　著　細野　茂春

発行者　長谷川　翔

発行所　株式会社メディカ出版
　　　　〒532-8588
　　　　大阪市淀川区宮原3-4-30
　　　　ニッセイ新大阪ビル16F
　　　　https://www.medica.co.jp/

編集担当　木村有希子
装　　幀　Rough Design 高畠なぎさ
イラスト　ホンマヨウヘイ
組　　版　株式会社明昌堂
印刷・製本　日経印刷株式会社

© Shigeharu HOSONO, 2022

ISBN978-4-8404-7914-1　　　Printed and bound in Japan

当社出版物に関する各種お問い合わせ先（受付時間：平日9：00～17：00）
●編集内容については、編集局 06-6398-5048
●ご注文・不良品（乱丁・落丁）については、お客様センター 0120-276-115